イチからわかる！
サルコペニア Q&A

山田 実 著

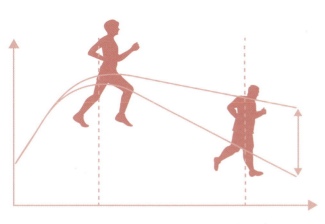

医歯薬出版株式会社

This book is originally published in Japanese
under the title of :

ICHI KARA WAKARU!
SARUKOPENIA Q&A

(Knowledge from One of Sarcopenia Q&A)

Editor :

YAMADA, Minoru
　Professor,
　Graduate School of Comprehensive Human Sciences,
　University of Tsukuba

© 2019　1st ed.

ISHIYAKU PUBLISHERS, INC.
　7-10, Honkomagome 1 chome, Bunkyo-ku,
　Tokyo 113-8612, Japan

序

"サルコペニア"という言葉が誕生して30年，この用語を取り巻く環境は劇的に変化してきました．この間，サルコペニアに関する様々な研究報告が指数関数的に増加したことで，これまで未知とされていたことが明らかとなり，常識とされていたことが見直され，既知の事実が再確認されるようになりました．このような研究成果により，多くの医療・介護従事者がサルコペニアという用語に接するようになり，その重要性も徐々に浸透してきました．

サルコペニアは，様々なセッティングにおいて，数多くの高齢者（患者）の予後に影響を及ぼし，治療成績に負の影響をもたらします．本書では，臨床現場でサルコペニアを診るために必要と思われる50項目をQ&A形式で体系的にまとめました．この50のQは，様々なセッティングにおける現場の声や実際の課題感を見える化したものです．そして，この課題に真摯に答えるべく，科学的根拠に基づく情報を整理しながら50のAを作成しました．

また本書は，多忙な臨床現場で勤務する従事者を読者に想定し，それぞれのQ&Aを見開きで完結するようにまとめました．左上にはQ，右下にはA，その間には解説・図という構成で，知りたい内容やほしい情報が直感的に理解できるよう，簡潔明瞭にまとめました．さらに，ランチタイムやティータイムにもさっと気軽に開き確認できるよう，コンパクトなサイズ感に仕上げました．

サルコペニアに関する情報は，まだまだ発展途上の段階にあります．この30年間がそうであったように，この先5年，10年と経過するなかで，新たに書き加え，書き換えられる情報も少なくないと思います．このように未完成であるがために，私たちは日々サルコペニアと向き合い，考え，行動しなければなりません．本書がサルコペニアと向き合う支えとなり，行動を後押しする，そんな存在になれば幸いです．

2019年7月

山田　実

イチからわかる！ サルコペニア Q&A

Ｉ. サルコペニアの基礎

1.	サルコペニアとは何ですか?	2
2.	ダイナペニアとは何ですか?	4
3.	サルコペニア肥満とは何ですか?	6
4.	病気になったあとの筋力の衰えもサルコペニアというのでしょうか?	8
5.	太っていればサルコペニアではないですか?	10
6.	サルコペニアとフレイル，ロコモの違いは何ですか?	12
7.	骨格筋は何歳ごろから加齢による影響を受けますか?	14
8.	特に加齢による影響を受けやすい筋は存在しますか?	16
9.	加齢による筋萎縮と廃用による筋萎縮は同じですか?	18
10.	サルコペニアの原因は何ですか?	20
11.	骨格筋量とは何ですか?	22
12.	骨格筋の質とは何ですか?	24
13.	サルコペニアとダイナペニアの骨格筋特性に特徴はありますか?	26
14.	サルコペニアとダイナペニアのアミノ酸血中濃度に特徴はありますか?	28
15.	サルコペニアと認知機能低下は関連しますか?	30

Ⅱ. サルコペニアの疫学的特徴

16.	サルコペニアの有病率はどのくらいですか?	34
17.	サルコペニアになると転倒・骨折をしやすいですか?	36
18.	サルコペニアになると要介護状態になりやすいですか?	38
19.	サルコペニアになると生命予後は悪化しますか?	40
20.	サルコペニアとダイナペニアで有害健康転帰の発生に差はありますか?	42

Ⅲ. サルコペニアの評価・診断

21. 骨格筋量はどのように計測したらよいですか? ……………………… 46

22. どの BIA 装置でも同様の値が計測できますか? ………………… 48

23. 超音波画像診断法からサルコペニアを判定できますか? ………… 50

24. 骨格筋量の測定装置がない場合，何か代用する方法はありますか? … 52

25. 骨格筋の質はどのように計測すればよいでしょうか? …………… 54

26. EWGSOP とは何でしょうか? …………………………………… 56

27. EWGSOP2 とは何でしょうか? ………………………………… 58

28. AWGS とは何でしょうか? ……………………………………… 60

29. 位相角とは何でしょうか? ……………………………………… 62

30. 疾患別のサルコペニア評価で注意する点はありますか? ………… 64

Ⅳ. サルコペニアの対策

【予防】

31. サルコペニアの予防にはどのような生活習慣が必要ですか? …… 68

32. ウォーキングだけでもサルコペニア予防はできますか? ………… 70

33. サルコペニを予防するには，どれくらいのたんぱく質を
摂ればよいですか? ……………………………………………… 72

【治療】

34. サルコペニアの治療には運動と栄養はどちらも必要ですか? …… 74

35. サルコペニアの治療薬はありますか? …………………………… 76

36. サルコペニアは改善しますか? ………………………………… 78

【運動療法の考え方】

37. 運動はどのくらいの時間，頻度，期間，実施すればよいですか? … 80

38. レジスタンス運動はどの程度の負荷をかけるべきですか? ……… 82

39. 筋力強化にはどのような運動が有用ですか? …………………… 84

40. 運動定着（習慣化）に効果的な方法はありますか? …………… 86

41. レジスタンス運動の効果はどのくらい持続しますか? ……………… 88

42. 地域で実施している体操に参加すればサルコペニアは
予防・改善しますか? ………………………………………………… 90

【栄養療法の考え方】

43. 運動とたんぱく質摂取のタイミングはどう考えるべきですか? ……… 92

44. たんぱく質の摂取は 3 食のなかでいつ強化するべきでしょうか? …… 94

45. 通常の食事よりもサプリメントを優先して摂取するべきですか? …… 96

46. たんぱく質以外に摂取するべき栄養素はありますか? ……………… 98

47. ビタミン D の補給により筋力も骨格筋量も改善しますか? ………… 100

【その他】

48. 骨格筋電気刺激はサルコペニア対策に有用ですか? ……………… 102

49. 温熱刺激はサルコペニア対策に有用ですか? ……………………… 104

50. サルコペニアかもしれないと思ったらどこに相談に行けばよいですか? … 106

索引 …………………………………………………………………………… 109

Ⅰ. サルコペニアの基礎

Q1 サルコペニアとは何ですか？

　サルコペニア（Sarcopenia）とは，ギリシャ語で**筋肉**を意味する"sarx"と**喪失**を意味する"penia"から成る造語です．1989年にRosenberg博士が提唱しました[1]．人は加齢に伴い骨格筋量を減少しやすく，これが有害健康転帰（死亡や要介護，入院，転倒など）に影響することから《➡Q17-19》，この状態を表すものとしてサルコペニアという用語が生み出されました．Rosenberg博士は加齢に伴う骨格筋量の減少をサルコペニアとしていましたが，現在では，**骨格筋量減少**と**筋力低下**の両者を有する場合にサルコペニアとすることが一般的となっています《➡Q26, 28》[2,3]．また，サルコペニアは2016年に国際疾病分類第10版（ICD-10）に傷病登録され，現在は**疾患**に位置付けられています．

　【図1】に，健常者とサルコペニアの人の大腿部断面図のイメージを示しています．サルコペニアの場合，骨格筋の断面積が小さくなり，**皮下脂肪**や**筋間脂肪**（骨格筋同士の間に存在する脂肪）が増加していることがわかります．また，この図ではわかりにくいですが，サルコペニアでは**骨格筋内脂肪**（筋膜で覆われた骨格筋内に存在する異所性脂肪）の増加も著しいといわれています《➡Q12》．

図1　サルコペニアの人の大腿部断面図のイメージ

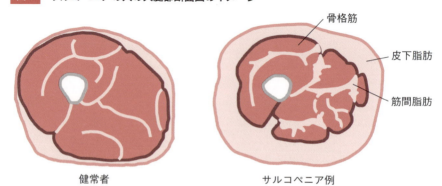

サルコペニア例では骨格筋が小さく，皮下脂肪や筋間脂肪が増えている．

一言メモ　骨格筋量と筋力

「骨格筋量減少」と「筋力低下」は，ほぼ同義と思われる方もいるかもしれませんが，これらは必ずしも一致しません．特に高齢者では，筋線維のタイプの変化や運動単位の減少，骨格筋内脂肪の増加などの影響により，骨格筋量と筋力にはギャップが生じやすいとされています．

また，サルコペニアのなかでも，**一次性サルコペニアと二次性サルコペニア**という名称もあります．一次性サルコペニアは純粋に加齢によるもの，二次性サルコペニアは何らかの疾患に起因するものを指します．しかし高齢者の場合は何らかの疾患を有していることが多いため，実際はこれを明確に区別することは困難です．悪性腫瘍に代表されるような炎症性，消耗性疾患の場合を除き，有病率の高い慢性疾患に関しては厳密に一次と二次を区別する必要はないかと思います．ただし，基礎疾患に応じてサルコペニアに対する治療方針を変更する場合がありますので，疾患の管理は必要になります《➡ Q4，30》．

参考文献

1) Rosenberg I : Summary comments: epidemiological and methodological problems in determining nutritional status of older persons. Am J Clin Nutr, 50 : 1231-1233, 1989.
2) Cruz-Jentoft AJ, Baeyens JP, et al : European Working Group on Sarcopenia in Older People. Sarcopenia: European consensus on definition and diagnosis: Report of the European Working Group on Sarcopenia in Older People. Age Ageing, 39 : 412-423, 2010.
3) Chen LK, Liu LK, Woo J, Assantachai P, et al : Sarcopenia in Asia: consensus report of the Asian Working Group for Sarcopenia. J Am Med Dir Assoc, 15 : 95-101, 2014.

Ⅰ　サルコペニアの基礎

サルコペニアとは，加齢に伴う骨格筋量および筋力の低下を示す疾患のことです．サルコペニアは様々な疾患の罹患率を高めたり，生命予後を悪化させるなど，有害健康転帰を招きやすいとされています．

ダイナペニアとは何ですか？

　ダイナペニア*（Dynapenia）とは，**加齢に伴う筋力低下**を意味する用語として，ClarkとManiniが提唱した用語です[1]．サルコペニアはもともと骨格筋量減少を示す用語として提唱され，その後，骨格筋量減少と筋力低下の両者を兼ね備えるものと定義付けられましたが《➡ Q1》，ダイナペニアは骨格筋量の要素は含まず，筋力低下のみで判定するのが特徴です．図1からも読み取れるように，サルコペニアより有病者数が多くなることが明白です．また，ダイナペニアもサルコペニアと同様に有害健康転帰に影響を及ぼすことが知られています[2]《➡ Q20》．

　サルコペニアが注目されているため，臨床では骨格筋量が重視される傾向にありますが，筋力も重要な指標です．特にリハビリテーション領域では，患者さんの動作に焦点をあてて日常生活活動（ADL）の改善を目指すことが多いため，骨格筋量より筋力を重視することが多いと思います．実際，筋力低下はADLの低下に直結するため，リハビリテーションや介護予防現場ではダイナペニアの概念のほうを重視するという声もあります．

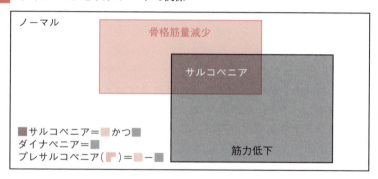

図1　ダイナペニアとサルコペニアの関係*

> **一言メモ　ダイナペニアの位置づけ**
>
> ダイナペニアには，サルコペニアのような明確な判定基準は設けられていません．また，サルコペニアのように傷病登録がなされた疾患ではないため，どちらかというと軽視されている傾向にあります．しかし，ダイナペニアも重要な概念になり，現場では筋力低下が認められる場合（骨格筋量減少の有無に関わらず）は，ハイリスク者として捉える必要があります．

　図1のように，ダイナペニアはサルコペニアを包含する概念ですが，骨格筋量減少の有無に関わらず（サルコペニアの有無に関わらず），筋力低下がある場合には**筋の質**が低下（≒骨格筋内脂肪や線維化した組織：非収縮要素が増加）していることがわかっています《→ Q12》[3]．一方で，プレサルコペニアでは骨格筋量は少ないものの，筋の質は良く，機能も良好に保たれています．少なくとも，患者さんの動作に着目しADLの向上を目指すようなリハビリテーション分野では，あまり骨格筋量だけに固執せず，筋力低下を認めるダイナペニアを広くスクリーニングすることが重要かと思います．

参考文献
1) Clark BC, Manini TM : Sarcopenia =/= dynapenia. J Gerontol A Biol Sci Med Sci. 63 : 829-834, 2008.
2) Clark BC, Manini TM : What is dynapenia? Nutrition, 28 : 495-503, 2012.
3) Yamada M, Kimura Y et al : Differential Characteristics of Skeletal Muscle in Community-Dwelling Older Adults.J Am Med Dir Assoc, 18 : 807, 2017.

* ここでは，ダイナペニア≒筋力低下として説明していますが，Q 13, 14, 20 では，サルコペニアとダイナペニアを明確に区別するために，ダイナペニア≒筋力低下かつ骨格筋量正常と操作的に定義して説明しています《→Q 13, 14, 20》．

> ダイナペニアとは，加齢に伴う筋力低下を示す概念です．筋力低下に骨格筋量減少を兼ねたサルコペニアと同様に，有害健康転帰を招きやすいとされています．患者さんのADLを重視する場合では，サルコペニアだけでなくダイナペニアまで拡大してスクリーニングすることが重要です．

サルコペニア肥満とは何ですか？

　サルコペニア肥満（Sarcopenic obesity）とは，Heber が 1996 年に提唱した概念で，**サルコペニア**に**肥満**が合併したものを指します[1]．2019 年時点でも確固たる定義は存在せず，各研究者が操作的に定義を設けて判定しているのが現状です．そのなかで共通していることは，一つの尺度でサルコペニア肥満を定義するのではなく，サルコペニアと肥満の判定を別々で行い，その両者の併存をサルコペニア肥満とすることです**【図1】**．サルコペニアの診断は，ヨーロッパ（EWGSOP）やアジア（AWGS）のワーキンググループが報告した診断基準《→ Q26, 28》を用いることが一般的になりつつありますが，肥満の診断はまだ十分に定まっていません．

　そもそも肥満の診断には，**Body mass index（BMI）**や**体脂肪率**，**腹囲**，**内臓脂肪面積**など様々な指標が用いられています．これらの指標にはそれぞれ長所・短所があり統一はなされていませんが，サルコペニア肥満の本質的な問題を考えると，自ずと使用する指標はしぼられてきます．もともと，サルコペニア肥満という用語が提唱された頃は，ADL 制限や運動機能低下との関連性が注目されていました[2]．しかしその後は，運動機能よ

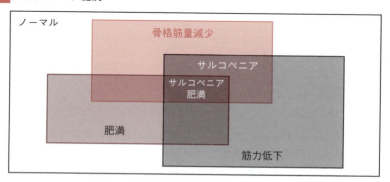

図1　サルコペニア肥満

りむしろ**慢性炎症**や**心血管イベント**などとの関連性が重視されるようになりました[3,4]．つまり，**内臓脂肪型肥満**を肥満と定義することがより本質的であるといえ，腹囲や内臓脂肪面積を肥満の指標とするのが理想といえます．なお，これまでの研究では，分析する対象者の肥満指標：最高3分位（上位1/3）や最高4分位（上位1/4）の該当者を肥満と定義することが多くなっています．しかし，現時点で基準となるような値は示されていません．

現在はまだサルコペニア肥満に対する標準的な介入方法は存在しませんが，栄養介入よりも運動介入によって改善を目指す場合のほうが多い傾向にあります．これまでに実施された介入研究では，レジスタンス運動や有酸素運動が用いられており，サルコペニア肥満者の体組成の改善に有用であったことが示されています[5,6]．なお，サルコペニア肥満に対して栄養介入を実施した研究は少なく，一定の成果は得られていません．しかし，諸外国の報告ではBMIが30を越えるような方に対してもレジスタンス運動にたんぱく質摂取を併用する場合もあります．今後，サルコペニア肥満に対してもたんぱく質摂取の有用性が示される可能性はありそうです．

参考文献
1) Heber D, Ingles S, et al : Clinical detection of sarcopenic obesity by bioelectrical impedance analysis. Am J Clin Nutr, 64 : 472S-477S, 1996.
2) Baumgartner RN. Body composition in healthy aging. Ann N Y Acad Sci, 904 : 437-448, 2000.
3) Schrager MA, Metter EJ : Sarcopenic obesity and inflammation in the InCHIANTI study. J Appl Physiol, 102 : 919-925, 2007.
4) Dominguez LJ, Barbagallo M. The cardiometabolic syndrome and sarcopenic obesity in older persons. J Cardiometab Syndr, 2 : 183-189, 2007.
5) Gadelha AB, Paiva FM : Effects of resistance training on sarcopenic obesity index in older women: A randomized controlled trial. Arch Gerontol Geriatr, 65 : 168-173, 2016.
6) Kim H, Kim M, et al : Exercise and Nutritional Supplementation on Community-Dwelling Elderly Japanese Women With Sarcopenic Obesity: A Randomized Controlled Trial. J Am Med Dir Assoc, 17 : 1011-1019, 2016.

サルコペニア肥満とは，サルコペニアに肥満が合併したものを指し，サルコペニア単独よりもADL制限や運動機能低下を引き起こしやすく，さらに心血管イベントの発生を高めると考えられています．ただし，現時点では明確な判定基準はなく，今後統一されることが望まれます．

病気になったあとの筋力の衰えもサルコペニアというのでしょうか？

　疾患のあとに生じる骨格筋量減少・筋力低下には，**廃用性によるもの**《→ Q9》，薬物の副作用によるもの，それに**二次性サルコペニア**と呼ばれるもの《→ Q10》が含まれます【図1】．廃用性によるものも疾患には起因しますが，主たる要因はその後の不動によるものになるため，サルコペニアには含まないのが一般的です．

　薬物の副作用としては，**ステロイドミオパチー**と呼ばれるステロイドの副作用による筋萎縮・筋力低下が代表的です．しかし，こちらもその原因が薬物によるものであるため，サルコペニアには包含しません．一方，二次性サルコペニアは疾患による炎症性サイトカインやインスリン抵抗性の増大などに起因するものを指し，広義にはサルコペニアに含まれますが，一次性サルコペニアとは区別する必要があります《→ Q10》．

　二次性サルコペニアを引き起こす疾患としては，**心不全**，**腎不全**，**肝疾患**，**糖尿病**，**慢性閉塞性肺疾患**，**悪性腫瘍**などが代表的です[1]．どの年代においてもこれらの疾患を有する場合と，そうでない場合を比べると，い

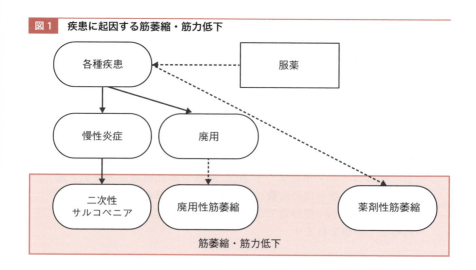

図1　疾患に起因する筋萎縮・筋力低下

ずれの疾患も共通して骨格筋量が少なく筋力が低下しやすいという傾向があります．特に，炎症が骨格筋量減少に及ぼす影響は大きく[2]，悪性腫瘍や慢性感染疾患などは消耗性疾患とも呼ばれています《➡ Q10》．

なお，各疾患ともにサルコペニアに影響することは違いないですが，その特徴が疾患ごとにやや異なることもわかっています．たとえば，一次性サルコペニアの場合にはタイプⅡ線維の萎縮が著しいとされていますが，心不全や慢性閉塞性肺疾患の場合にはタイプⅠ線維の萎縮が顕著に認められるとされています[3, 4]．また，糖尿病や肝疾患の場合には，骨格筋内脂肪が増加しやすいことも指摘されています《➡ Q12》[5]．現在，それぞれの疾患ごとのサルコペニア対策は確立されていませんが，今後はこのような疾患特性に応じた適切な介入が求められるようになると思います．

参考文献

1) Buford TW, Anton SD : Leeuwenburgh C, Pahor M, Manini TM. Models of accelerated sarcopenia: critical pieces for solving the puzzle of age-related muscle atrophy. Ageing Res Rev. 9 : 369-383, 2010.
2) Little JP, Phillips SM : Resistance exercise and nutrition to counteract muscle wasting. Appl Physiol Nutr Metab, 34 : 817-828, 2009.
3) Sarma S, Levine BD : Soothing the sleeping giant: improving skeletal muscle oxygen kinetics and exercise intolerance in HFpEF. J Appl Physiol (1985), 119 : 734-738, 2015.
4) van de Bool C, Gosker HR, van den Borst B, Op den Kamp CM, Slot IG, Schols AM. Muscle Quality is More Impaired in Sarcopenic Patients With Chronic Obstructive Pulmonary Disease. J Am Med Dir Assoc, 17 : 415-420, 2016.
5) Komiya H, Mori Y, et al : Effect of intramuscular fat difference on glucose and insulin reaction in oral glucose tolerance test. J Atheroscler Thromb, 13 : 136-142, 2006 .

A 疾患による骨格筋量減少・筋力低下には，廃用性，薬物性，それに二次性サルコペニアによるものがあります．二次性サルコペニアを引き起こす疾患には，心不全，腎不全，肝疾患，糖尿病，慢性閉塞性肺疾患，悪性腫瘍などがあげられ，それぞれの疾患により骨格筋量減少・筋力低下を引き起こすメカニズムは異なると考えられています．

Q5 太っていればサルコペニアではないですか？

　現在のところ，サルコペニアの判定には**骨格筋量減少**が必要条件になっており，サルコペニアの条件を満たすには骨格筋量減少が認められる必要があります．この骨格筋量の指標としては，四肢の骨格筋量（kg）を身長の二乗（m²）で除した**骨格筋指数**（SMI：skeletal Muscle Mass Index, kg/m²）が用いられています《→Q21》．骨格筋量の補正には，そのほかにも体重（kg）や体格（BMI：body mass index, kg/m²）で補正する方法がありますが，現時点で一般的なのは身長補正法です．

　一般的に，太っていればその分（自ずと）骨格筋量も多くなります．つまり，体重で補正した場合には，筋肉率（筋肉量／体重×100）は低くても，身長で補正すれば正常範囲になるということは十分にありえます【図1】．このような場合，太っていればサルコペニアの基準には該当しにくいといえるでしょう．

図1　体格と骨格筋量・筋肉率

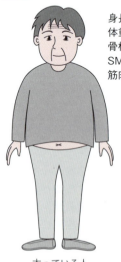

太っている人
身長：170 cm
体重：100 kg
骨格筋量：25 kg
SMI：8.65（正常）
筋肉率：25%

やせ気味の人
身長：170 cm
体重：50 kg
骨格筋量：20 kg
SMI：6.92
　　（骨格筋量減少）
筋肉率：40%

筋肉率が低くても太っている人は骨格筋量も多くなるため，サルコペニアには該当しない．

動作遂行能力や転倒発生などを中心に考えれば《➡ Q17, 18》、骨格筋量を体重で除した値が**合理的**であるはずですが、仮にアウトカムを死亡とした場合には必ずしも体重で除した値が合理的とはいえません。骨格筋はエネルギーの貯蔵庫としても捉えることができるため、脂肪量に関係なく骨格筋量は多いほうが好ましいという考え方もあり、身長で補正することのほうが理に適っているといえます。そのため、アウトカムを死亡とするのか、要介護とするのか、転倒発生とするのか次第では、身長ではなく体重やBMIで補正することが望ましいとも考えられますが、現時点では身長による補正がスタンダードとされています。

しかし、このような身長補正の考え方は**不合理**という意見もあります。たとえばアメリカなどでは、握力をBMIで補正するという考えが一般的になりつつありますし[1]、骨格筋量を身長ではなくBMIや体重で補正すべきといった考えも多くあります。また、2018年に報告されたヨーロッパのサルコペニア基準の改訂版では[2]《➡ Q27》、骨格筋量の代替として骨格筋の質を計測するという考えも示しています《➡ Q12, 25》。このように、どのような対象者に対しても（どのようなセッティングでも）、骨格筋の身長補正が最適とはいえず、今後も方針が変更される可能性はあると思われます。

参考文献

1) McLean RR, Shardell MD：Criteria for clinically relevant weakness and low lean mass and their longitudinal association with incident mobility impairment and mortality: the foundation for the National Institutes of Health（FNIH）sarcopenia project. J Gerontol A Biol Sci Med Sci, 69：576-583, 2014.
2) Bahat G, et al：Writing Group for the European Working Group on Sarcopenia in Older People 2（EWGSOP2）, and the Extended Group for EWGSOP2. Sarcopenia: revised European consensus on definition and diagnosis. Age Ageing, 48：16-31, 2019.

現在のサルコペニアの判定基準に従えば、太っていればサルコペニアにはなりにくいと考えられます。ただし、サルコペニアの基準に該当しないから問題はないというわけではなく、筋肉率（体重で補正した骨格筋量）が低ければ、動作能力低下や転倒発生リスクは高まることを理解しておく必要があります。

Q6 サルコペニアとフレイル，ロコモの違いは何ですか？

　近年，サルコペニア，フレイル，ロコモティブシンドローム（ロコモ）という用語をよく見ますが，これらが混合して使用されていたり，誤って解釈されている場合があります．**サルコペニア**は，加齢に伴う骨格筋量減少・筋力低下を指します《➡ Q1》．**フレイル**は，日本老年医学会が提唱した用語で，加齢に伴い生理的予備能が減少し様々なストレスに対する脆弱性が更新した状態を指します．そして，**ロコモ**は，日本整形外科学会が提唱した用語で，骨，関節，骨格筋などの運動器の機能低下をきたした状態を指します．いずれも類似した概念ですが，少しずつ内容が異なります．

　これら3つのなかで最も広い概念を有するのがフレイルです【図1】．フレイルのなかにロコモが含まれていて，ロコモのなかにサルコペニアがある，と捉えるのが理解しやすいかと思います．ただし，それぞれの基準を同じ組織から提唱しているのではなく，別々の組織から作成されたものであるため，その基準は必ずしも一致しません（たとえば，サルコペニアなのにロコモではないということがありえる）．フレイルには，**身体的**，**心理・精神的**，それに**社会的**という要素があります．身体的フレイルには運動器の

図1　フレイルの概念イメージ

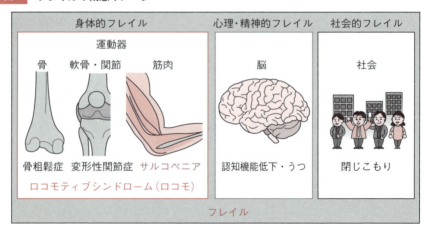

図2 サルコペニアとフレイルの違い

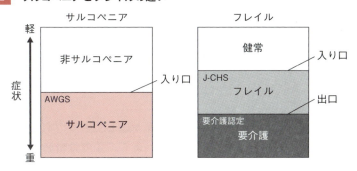

機能低下（≒ロコモ）が，心理・精神的フレイルには**老年性うつ症状，アパシー，軽度認知機能障害**などが，そして社会的フレイルには**閉じこもり**などの問題が含まれます．フレイルの判定基準として，Fried博士が提唱した有名なCHS基準（cardiovascular health study criteria）が身体的フレイルに偏っていたことから[1]，最近では狭義なフレイルとして身体的フレイルを指すことが多くなっています．そして，この身体的フレイル（≒ロコモ）の要素の一つとして，サルコペニアがあります．

特に，サルコペニアとフレイルは，ほぼ同義として扱う場合が多いと思われますが，実は大きく異なる点があります．サルコペニアは，骨格筋量と筋力が一定の基準を下回ればどれだけ重症でもサルコペニアということになります（入り口の定義はあるが出口の定義はない）．しかし，フレイルの場合には，幾つかの項目を満たせばフレイルということになり，要介護状態になればフレイルではなくなります（入り口と出口の定義がある）【図2】．つまり，フレイルはあくまで健常と要介護の**中間的**な状態という位置付けになります．

参考文献
1) Fried LP, Tangen CM, et al : Cardiovascular Health Study Collaborative Research Group. Frailty in older adults: evidence for a phenotype. J Gerontol A Biol Sci Med Sci, 56 : 146-156, 2001.

> **A** サルコペニア，フレイル，ロコモは大変混合しやすい用語ですが，少しずつ内容が異なります．フレイルには身体的，心理・精神的，社会的という3要素があり，このなかの身体的フレイルがほぼロコモと同義になります．また，この身体的フレイル（≒ロコモ）の構成要素の一つにサルコペニアが含まれることになります．

Q7 骨格筋は何歳ごろから加齢による影響を受けますか？

骨格筋は**筋タンパクの合成**と**分解**を繰り返しており[1]【図1】，加齢に伴い合成作用が減弱することが知られています．この骨格筋における合成と分解のターンオーバーは，1日に約1.8％とされており，これを基に計算すると約55日で骨格筋は完全に入れ替わることになります．この合成と分解のバランスが均一に保たれていると骨格筋量は維持できます．また合成量が上回ると分解量は増加し，そして分解量が上回ると合成量は減少することになります．人は加齢に伴い筋タンパクの同化抵抗性が認められるようになることから，合成量が減少して骨格筋量が減少しやすい状態になります．

骨格筋の**加齢変化**は概ね40〜50歳頃から認められるようになり[2]，骨

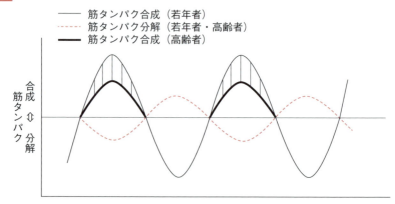

図1 **筋タンパクの合成と分解** (文献1より引用)

― 筋タンパク合成（若年者）
--- 筋タンパク分解（若年者・高齢者）
― 筋タンパク合成（高齢者）

一言メモ：筋タンパク同化抵抗性

高齢者では様々な要因により筋タンパク合成が促進されにくい状況にあり《→Q10》，このことを筋タンパク同化抵抗性といいます．この同化抵抗性はレジスタンス運動とたんぱく質摂取によって改善することも知られています．

図2　筋力の加齢変化（文献3より引用）

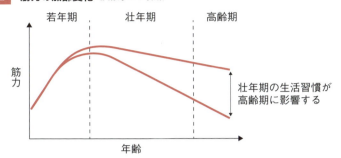

格筋量や筋力は毎年1％程度低下すると考えられています．この骨格筋の加齢変化には，加齢に伴う筋タンパクの**同化抵抗性**が関与していると考えられていますが《→Q10》，個人差が大きいことも事実です[3]【図2】．また，40～50歳頃までにいかに骨格筋を蓄えられるか，という点も重要と考えられており，壮年期における運動習慣がサルコペニアの発症に関与することも示されています[4]．

また，骨格筋の加齢変化には性差があり，男性のほうが女性よりも加齢による影響を受けやすいことが示されています．一般的に，壮年期における男性の筋力は女性に比較して強い値を示しますが，この差は加齢に伴い減少し，高齢期にはかなり接近していきます．なお，筋力を体重で除した値や筋力を筋厚で除した値など，**単位量（単位面積）あたりの筋力**は高齢者ではほとんど性差がないことも示されています．

参考文献
1) Breen L, Phillips SM : Skeletal muscle protein metabolism in the elderly: Interventions to counteract the 'anabolic resistance' of ageing. Nutr Metab (Lond), 5 : 68, 2011.
2) Dodds RM, Syddall HE : Grip strength across the life course: normative data from twelve British studies. PLoS One, 9 : 113637, 2014.
3) Cruz-Jentoft AJ, Bahat G : Writing Group for the European Working Group on Sarcopenia in Older People 2 (EWGSOP2), and the Extended Group for EWGSOP2. Sarcopenia: revised European consensus on definition and diagnosis. Age Ageing, 48 : 16-31, 2019.
4) Akune T, Muraki S, Oka H, Tanaka S : Exercise habits during middle age are associated with lower prevalence of sarcopenia: the ROAD study. Osteoporos Int, 25 : 1081-1088, 2014.

骨格筋は40～50歳頃から加齢変化をきたし，骨格筋量減少および筋力低下を示します．なお，このような加齢変化は男女ともに認められますが，特に女性より男性のほうが加齢による影響を受けやすいとされています．

Q8 特に加齢による影響を受けやすい筋は存在しますか？

　骨格筋は 40〜50 歳頃から加齢変化をきたしますが《➡ Q7》，全身で 400 個以上といわれる骨格筋すべてが同じ速度で加齢による影響を受けるのではなく，影響を受けやすい筋と受けにくい筋が存在します．この影響を受けやすい筋に関しては目立った性差はなく，男女ともに上肢より下肢で[1]，特に姿勢保持に関係するような**抗重力筋**を中心に低下しやすいことが示されています[2]．なお，抗重力筋のなかでも体表近くにあり，比較的大きく，**タイプⅡ線維（速筋線維）**を多く含む筋が加齢による影響を受けやすいとされています【図1】．実際，タイプⅠ線維では加齢による影響はあまり受けないのに対して，タイプⅡ線維では大きく受けてしまうことが

| 図1 | 加齢の影響を受けやすい筋 |

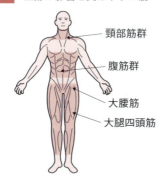
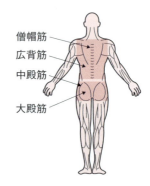

頸部筋群
腹筋群
大腰筋
大腿四頭筋

僧帽筋
広背筋
中殿筋
大殿筋

一言メモ　筋力低下と姿勢不良

　高齢者では矢状面上での不良姿勢を示すことが多く，重度な例では円背と呼ばれるような著しい脊柱後彎変形を呈することがあります【図】．このような変形は椎骨の変化を伴うとされていますが，この骨変形よりも早期に，姿勢保持に関わる筋群の筋力低下が生じているのではないかとも考えられています．

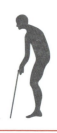

Ⅰ ― サルコペニアの基礎

図2 筋線維のタイプ別の加齢変化 （文献3より引用）

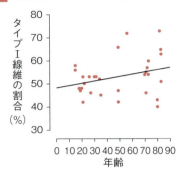
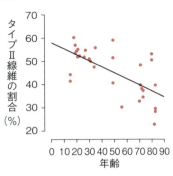

わかっています³⁾【図2】．このことより，高齢者の骨格筋はタイプⅠ線維優位に変化し，この筋線維のタイプの変換が筋力低下の一要因とも考えられています⁴⁾．

骨格筋の加齢変化は抗重力筋を中心に生じるため，これらの筋群の強化はサルコペニア対策に重要といえます．理想としては，これらの筋一つ一つを個別に強化することがあげられますが，あまり現実的とは言い難いプログラムとなってしまいます．そこで，**歩行**を推奨します．歩行という運動には，これらの筋群を総合的に活動させること，低負荷ではあるものの何度も反復して筋収縮を行うこと《➡ Q38》，間違った運動になりにくいという特徴があります．もちろん，歩行によって著しい筋肥大が生じることは考えにくいですが，歩行や姿勢保持に必要となる筋力の維持につながる可能性のある，優れた運動であるといえます．

参考文献

1) Hughes VA, Frontera WR : Longitudinal muscle strength changes in older adults: influence of muscle mass, physical activity, and health. J Gerontol A Biol Sci Med Sci, 56 : 209-217, 2001.
2) Vitasalo JT, Era P, et al : Heikkinen E. Muscular strength profiles and anthopometry in random samples of men aged 31 – 35, 51 – 55 and 71 – 75 years. Ergonomics, 28 : 1563-1574, 1984.
3) Lexell J : Human aging, muscle mass, and fiber type composition. J Gerontol A Biol Sci Med Sci, 50 : 11-16, 1995.
4) Clark BC, Manini TM : Functional consequences of sarcopenia and dynapenia in the elderly. Curr Opin Clin Nutr Metab Care, 13 : 271-276, 2010.

A 抗重力筋と呼ばれる筋群のなかで，体表近くにあり，比較的大きいタイプⅡ線維を多く含む筋が加齢による影響を受けやすいとされます．歩行はこれらの筋の多くを動因するため，日常的なウォーキングはサルコペニア予防につながる運動といえます．

Q9 加齢による筋萎縮と廃用による筋萎縮は同じですか？

　加齢による筋萎縮（加齢性筋萎縮≒サルコペニア）と廃用による筋萎縮（廃用性筋萎縮）は同じ意味で扱われる場合が多いですが，実は異なります．サルコペニアの原因のなかにも低活動性が含まれるため混合しがちですが《➡ Q10》，両者はその病理変化が異なることが特徴です．加齢性筋萎縮の場合には，筋線維の横断面積の減少と筋線維数の減少という病理変化が認められます【図1】[1]．それに対し，廃用性筋萎縮の場合には，筋線維の横断面積の減少は認められますが，筋線維数は大きく変化しません【図2】[2]．つまり，同じように筋萎縮が認められても，**筋線維数**が維持されているか否かという点が大きく異なることになります．

　廃用性筋萎縮の場合，加齢性筋萎縮よりも比較的早期に回復（筋肥大）が得られますが，これには前述の筋線維数の維持が関与している可能性があります．たとえば，足関節のギプス固定を行った場合には下腿部の筋は著しく萎縮しますが（廃用性筋萎縮），ギプス除去数週後には健側との差がなくなるくらいに回復することが一般的です．しかし，加齢性筋萎縮の場合，回復に長期間を要するだけでなく，その改善度合いも低く，若年期と同等レベルまでに骨格筋量が増加することは難しいと考えられています．

図1　**加齢による筋線維の変化**（文献1より引用）

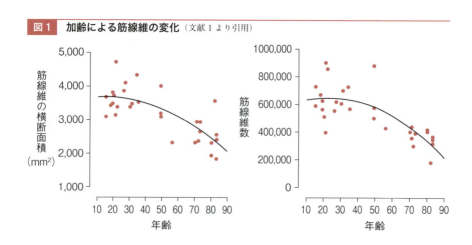

図2　廃用による筋線維の変化（文献2より引用）

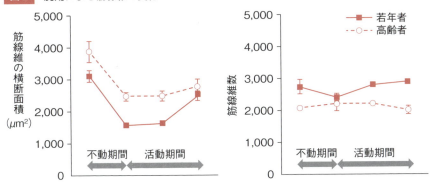

　なお，一般的な臨床場面においては，この**加齢性筋萎縮**と**廃用性筋萎縮**が**混在**していることが多いと考えられます．たとえば，高齢の股関節近位部骨折術後患者の場合，骨折を呈する前には既に加齢性筋萎縮があったものと想像できます．これに受傷後や術後の安静により廃用性筋萎縮が加わることで，リハビリテーションの開始時には両筋萎縮が併存した症状を呈することになります．おそらく，医療機関（比較的短期間）でのリハビリテーションの実施によって回復が期待できるのは廃用性筋萎縮のほうです．加齢性筋萎縮についてはその後の自主トレーニングや介護保険下（比較的長期間）でのリハビリテーションの課題となります．

参考文献
1) Lexell J. Human aging, muscle mass, and fiber type composition. J Gerontol A Biol Sci Med Sci, 50 : 11-16, 1995.
2) Kanazawa Y, Ikegami K, et al : Effects of aging on basement membrane of the soleus muscle during recovery following disuse atrophy in rats. Exp Gerontol, 98 : 153-161, 2017.

　加齢性筋萎縮は，筋線維の横断面積の減少と筋線維数の減少という病理変化が認められます．廃用性筋萎縮は，筋線維の横断面積の減少は認められますが，筋線維数減少という病理変化は認められません．この筋線維数の維持が両者で異なる点であり，その後の回復にも影響を及ぼすものと考えられています．

Q10

サルコペニアの原因は何ですか？

　サルコペニアは，大きく**一次性サルコペニア**と**二次性サルコペニア**に分類することができます．一次性サルコペニアはいわゆる加齢性のものであり，二次性サルコペニアは何らかの疾患に起因するものを指します《➡ Q1，4》[1]．ただし高齢者では，疾患に関係なく加齢の影響により骨格筋量が減少しやすい状態にありますので，二次性サルコペニアといっても，その基盤には加齢変化があり（一次性サルコペニア），それに疾患の影響が加わっていると考えるべきです．

　一次性サルコペニアの要因は多岐にわたり，**様々な加齢変化**の影響を受けます．たとえば，活動量減少，栄養不良，運動単位数減少，筋線維の変換，慢性炎症，酸化ストレス，サテライト細胞の減少，各種ホルモンの変化，アポトーシスなどです【図1】[2]．特に，ホルモン減少や慢性炎症の影響は大きく[3, 4]，これらは直接的に骨格筋のボリュームに関与することになります．これは，高齢者では**活動量**や**栄養摂取**などの可変的な因子に問題がなくても，純粋に年を重ねることでサルコペニアになりやすいということを意味しています．高齢者では活動量が減少している，栄養摂取が不十分という印象が強くありますが，仮に活動量や栄養摂取量が若年者と同

図1　各種加齢変化とサルコペニアの関連（文献2より引用）

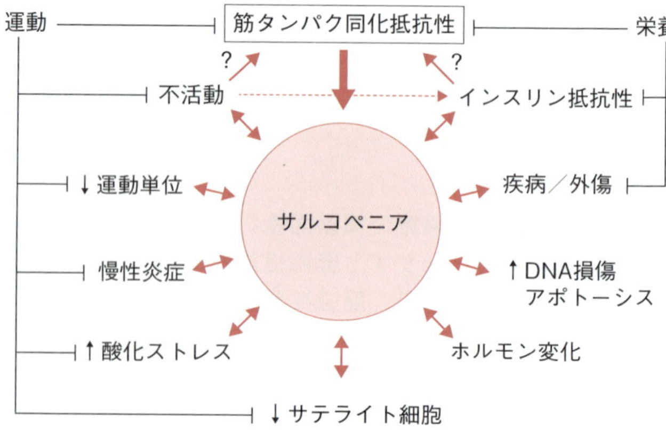

炎症の影響

炎症が骨格筋の萎縮に及ぼす影響は非常に大きいことが知られています【図】[5]．加齢に伴い増加する慢性炎症もそうですが，特に各種疾患による炎症が及ぼす影響は甚大です．消耗性疾患と称されるような悪性腫瘍や感染疾患などは，大幅かつ急激な骨格筋の萎縮を招くことが多く，このことが有害健康転帰の発生にも関連するとされています．

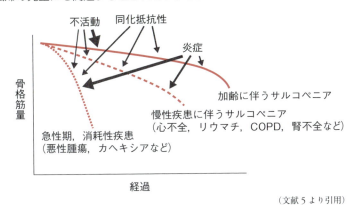

(文献5より引用)

等であっても，これらの要因により骨格筋は萎縮しやすいと考えられています《➡ Q7》．

参考文献
1) Cruz-Jentoft AJ, Baeyens JP, et al : European consensus on definition and diagnosis: Report of the European Working Group on Sarcopenia in Older People. Age Ageing, 39 : 412-23, 2010.
2) Dickinson JM, Volpi E : Rasmussen BB. Exercise and nutrition to target protein synthesis impairments in aging skeletal muscle. Exerc Sport Sci Rev, 41 :216-223, 2013.
3) Franco L, et al : Age, 4, 2014 [Epub ahead of print]
4) Charles W Denko, et al : BMC Musculoskelet Disord, 5 : 37, 2004.
5) Little JP, Phillips SM : Resistance exercise and nutrition to counteract muscle wasting. Appl Physiol Nutr Metab, 34 : 817-828, 2009.

A サルコペニアには，純粋な加齢変化による一次性のものと，何らかの疾患に起因する二次性のものがあります．一言で加齢変化といっても，その要因には活動量減少，栄養不良，運動単位数減少，筋線維の変換，慢性炎症，酸化ストレス，サテライト細胞の減少，各種ホルモンの変化，アポトーシスなどが含まれます．

Q11 骨格筋量とは何ですか？

　骨格筋量はサルコペニアの判定でも必須項目にあげられており《➡ Q26-28》，より正確な計測方法の確立が求められています．骨格筋は階層的な構造を呈しており，最も外側に筋外膜があり，この内部に筋周膜で覆われた筋線維群（筋束）があり，さらに各筋線維の中部にはミオシンとアクチンフィラメントを含む筋原線維が存在します【図1】．理想は，収縮要素を有する筋線維（筋細胞）のみの量を計測することとなりますが，実際には難しいとされています．

　現在，骨格筋量を計測する際には，筋外膜で覆われた部分の体積を計測することが一般的です．しかし，この筋外膜で覆われた骨格筋内部には，**収縮要素**を有する筋線維のみならず，線維化組織や筋内脂肪など**非収縮要素**も含まれることになります《➡ Q12，25》．つまり，筋外膜で覆われた部分を計測することは，収縮要素を過大評価していることになる可能性があります．収縮要素を正確に捉えられていれば，筋力と密接な関わりがあるはずですが（強く相関する），高齢者においては推定された骨格筋量と筋力には必ずしも強い相関関係が得られるわけではないことが示されています．現在，様々な技術の進歩により，この問題は少しずつ解消されてきていますが，それでも正確に収縮要素のみを捉えるということは難しいと考えられています．

　そのようななかで，**多周波生体電気インピーダンス法**による計測の有用性が示されています．これは，高周波成分は細胞膜を通過するように流れるのに対して，低周波成分が細胞膜を避けながら流れるという特性により

筋生検（バイオプシー）

　筋生検（バイオプシー）を行うことによって，筋線維の状態を計測することが可能です．しかし，その侵襲性の高さから一般的に実施する検査とは言い難いところがあります．特にサルコペニアの判定では全身の骨格筋量を計測する必要があり，より正確に収縮要素を計測できる技術が待たれます．

図1 骨格筋の構造	図2 高周波と低周波成分の特性
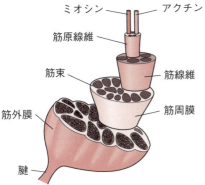	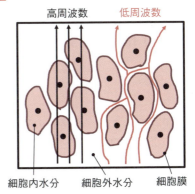

【図2】，細胞内外の水分比を算出するという考え方です．なお，総水分量に対する**細胞外水分比**は加齢に伴って増加し[1]，細胞内外水分比は筋力と関連することが示されています[2]．

参考文献
1) Yamada Y, Schoeller DA, et al : Extracellular water may mask actual muscle atrophy during aging. J Gerontol A Biol Sci Med Sci, 65 : 510-516, 2010.
2) Yamada Y, Yoshida T, et al : The Extracellular to Intracellular Water Ratio in Upper Legs is Negatively Associated With Skeletal Muscle Strength and Gait Speed in Older People. J Gerontol A Biol Sci Med Sci, 72 : 293-298, 2017.

骨格筋量には2通りの考え方があり，1つは収縮要素を有する筋線維のみを計測する，もう1つは筋外膜で覆われた部分を計測するという考えです．前者は理想的ですが，現時点での計測技術ではまだ難しいと考えられています．後者は現在，一般的に用いられる方法ですが，収縮要素を過大評価している可能性があるという制約を理解しておくことが重要です．

Q12 骨格筋の質とは何ですか？

　現在のところ，**骨格筋の質**に決まった定義はありませんが，見た目と効率の2種類の質が用いられることが多いです．**見た目の質**とは，いわゆる霜降り状態の有無を指し，骨格筋内の脂肪量が増加することを示す場合が多いです【図1】．しかし，骨格筋内の環境では，脂肪のみならず線維化組織なども増加することから，**筋線維とそれ以外の非収縮組織の比から骨格筋の質を判断する**ということになります．**効率**とは，量（骨格筋量）に対する出力（筋力）で表されるもので，出力を量で補正することで示される場合が多いです《➡ Q25》．

図1　骨格筋内の収縮要素と非収縮要素

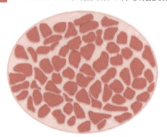 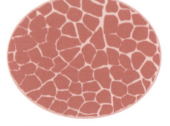

質が低下した筋のイメージ　　　　質が良好な筋のイメージ

濃い色が収縮要素（筋線維），薄い色が非収縮要素を示す．

一言メモ　第3の指標

　骨格筋の質が注目されるようになったのは最近です．筆者らは，骨格筋の量，力と並ぶ重要な指標と考え，骨格筋の第3の指標と呼んでいます．判定方法の統一にはもう少し時間がかかりそうですが，近い将来，量や力と同等に一般的な指標として用いられるようになるかもしれません．

骨格筋の質は，どちらかといえば筋力と関連性が強く，有害健康転帰にも影響することが知られています．つまり，骨格筋の質が低下すると筋力が低下し，その後の転倒発生や入院，要介護などにつながることになります[1]．骨格筋の質は，**糖尿病**や**非アルコール性脂肪性肝疾患**などとの関連性があります《➡ Q4》．

　また，骨格筋の質は筋力と同様に，**トレーニングの実施によって変化し**やすく，レジスタンス運動によって改善し，運動休止によって悪化することが知られています[2]．しかし，そのメカニズムについては不明な点も多く，特に骨格筋内脂肪の増減についてはわかっていないことも多く残されています．

参考文献
1) Frank-Wilson AW, et al : Lower leg muscle density is independently associated with fall status in community-dwelling older adults. Osteoporos Int, 27 : 2231-2240, 2016.
2) Cesari M, et al : Sarcopenia-related parameters and incident disability in older persons: results from the "invecchiare in Chianti" study. J Gerontol A Biol Sci Med Sci, 70 : 457-463, 2015.
3) Cawthon PM, et al : Do muscle mass, muscle density, strength, and physical function similarly influence risk of hospitalization in older adults? J Am Geriatr Soc, 57 : 1411-1419, 2009.
4) Taaffe DR, Henwood TR, et al : Alterations in muscle attenuation following detraining and retraining in resistance-trained older adults. Gerontology, 55 : 217-223, 2009.

I｜サルコペニアの基礎

骨格筋の質とは，「収縮要素／非収縮要素」や「筋力／骨格筋量」の比のことで，骨格筋内の脂肪や線維化組織の増加，筋線維実質の変化などにより，これら骨格筋の質は低下します．骨格筋の質は有害健康転帰に影響しますが，トレーニングによる改善が期待できます．

Q13 サルコペニアとダイナペニアの骨格筋特性に特徴はありますか？

本来，サルコペニア（≒加齢に伴う骨格筋量減少かつ筋力低下）《➡ Q1》はダイナペニア（≒加齢に伴う筋力低下）《➡ Q2》に含まれる概念ですが，ここではサルコペニアと，サルコペニアを含まないダイナペニアを区別するため，操作的にダイナペニア*を「筋力低下は認めるが骨格筋量減少を認めないもの」と定義しています．さらに，ヨーロッパの EWGSOP が提唱しているように，「骨格筋量減少を認めるものの，筋力が維持されるもの」をプレサルコペニアと定義しています【図1】．

サルコペニアとダイナペニア*が共通する点は筋力低下を認めることで，サルコペニアとプレサルコペニアの共通点は骨格筋量減少になります．興味深いことに，筋力低下を認めるサルコペニアとダイナペニア*はともに骨格筋の質《➡ Q12》も低下しており，骨格筋内脂肪の増加がうかがえました【図2】[1]．一方で，プレサルコペニアの骨格筋の質は，健常高齢者と同等に高く維持されていました．つまり，骨格筋の質は骨格筋の量ではなく筋力との関連性が深く，もちろんパフォーマンスの低下にも関連していました．

また，筋細胞の生理的機能レベルの指標となる位相角《➡ Q29》も，サルコペニアとダイナペニア*で共通した傾向を示しました．サルコペニアとダイナペニア*は共通して位相角が小さく，プレサルコペニアは健常高齢者と同等に大きな値を示しました[2]．つまり，骨格筋の質と同様に，位

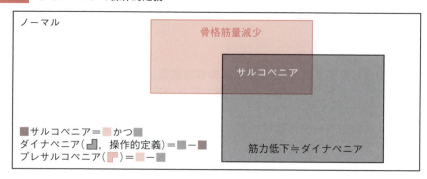

図1　ダイナペニアの操作的定義*

図2 サルコペニアの区分と骨格筋特性

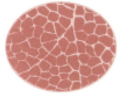 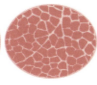 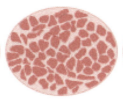

ノーマル
量：＋＋
質：＋＋
筋力：＋＋
機能：＋＋

プレサルコペニア
量：－－
質：＋＋
筋力：＋＋
機能：＋＋

ダイナペニア
量：＋＋
質：－－
筋力：－－
機能：－－

サルコペニア
量：－－
質：－－
筋力：－－
機能：－－

＋＋：良好，－－：低下

相角も筋力低下と関連していることがうかがえます．

このようにサルコペニアとダイナペニア*は骨格筋量には差があるものの，**筋力，骨格筋の質，細胞の生理的機能レベル**といった指標にはいずれも差はなく，むしろ両者に明確な違いを見い出せていません．EWGSOPにおいてプレサルコペニアと定義されているように，筋力は維持されていても骨格筋量の減少を認める場合にはサルコペニアへ進展する危険性が高いと考えられています．しかし，このような骨格筋の特性からは，決してプレサルコペニアの状態が不良とはいえず，むしろ骨格筋量は正常でも筋力低下を呈するダイナペニア*に留意すべきといえそうです．

参考文献
1) Yamada M, Kimura Y, et al : Differential Characteristics of Skeletal Muscle in Community-Dwelling Older Adults. J Am Med Dir Assoc, 18 : 807, 2007.
2) Yamada M, Kimura Y, et al : Phase angle is a useful indicator for muscle function in older adults. J Nutr Health Aging, 23 : 251-255, 2019.

* Q13，14，20でのダイナペニアは，サルコペニアと区別するために筋力低下かつ骨格筋量正常の場合と操作的に定義しています．本来のダイナペニアの定義（≒筋力低下）《→Q2》とは異なります．

サルコペニア（≒筋力低下＆骨格筋量減少）とダイナペニア*（≒筋力低下＆骨格筋量正常）の骨格筋には，筋力低下，骨格筋の質の低下，位相角の減少といった共通点があり，プレサルコペニア（≒筋力正常＆骨格筋量減少）にはこのような特性は認められていません．サルコペニアのみならずダイナペニアも留意すべき対象といえそうです．

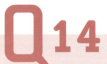

Q14 サルコペニアとダイナペニアのアミノ酸血中濃度に特徴はありますか？

　サルコペニア（≒筋力低下＆骨格筋量減少）とダイナペニア*（≒筋力低下＆骨格筋量正常）には，骨格筋の特性以外にも類似した点があります《➡ Q13》．その一つが**血中のアミノ酸濃度**です．アミノ酸には**必須アミノ酸**と**非必須アミノ酸**があり，前者は体内で合成することができないアミノ酸であるため，たんぱく質の摂取によって維持する必要があります．健常からサルコペニア高齢者まで幅広い対象者層を設けて，血液中のアミノ酸濃度別のサルコペニアおよびダイナペニア*有病率を検討した報告があります．この検討によると，アミノ酸濃度が低下するに従ってサルコペニアおよびダイナペニアの有病率が高まることが示されています．ただし，このような傾向は，非必須アミノ酸には認められず必須アミノ酸にのみ認められました【図1】[1]．

　必須アミノ酸には9種類のアミノ酸が含まれており，すべてが骨格筋の状態と関連しているとはいえなさそうです．それぞれの必須アミノ酸を，サルコペニア，ダイナペニア*，プレサルコペニア（≒筋力正常＆骨格筋量減少），健常の4群で比較したところ，**ロイシン**の血中濃度のみで4群間に差を認め，サルコペニアとダイナペニア*で他の2群よりも低下していたことが示されています【図2】[1]．ロイシンはバリンとイソロイシンとともに，**分岐鎖アミノ酸**（BCAA：branched-chain amino acids）と呼ばれ骨

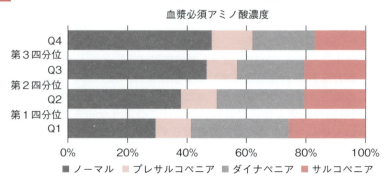

図1　必須アミノ酸濃度とサルコペニア，ダイナペニアの有病率（文献1より引用）

図2 サルコペニアの区分と各必須アミノ酸の関係（文献1より引用）

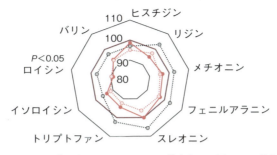

格筋の合成に深く関係しています．なかでもロイシンは，その中核的役割を果たしていると考えられています．

このような関係性が明らかにされたことにより，サルコペニアやダイナペニア*への対策を実施する際には，**たんぱく質（必須アミノ酸，特にロイシン）の強化**を促しながら，骨格筋の質の改善《➡Q13》を目指すことが重要と考えられます．実際，サルコペニアとダイナペニアの高齢者を対象に，たんぱく質摂取とレジスタンス運動を併用した介入を実施したところ，骨格筋の質《➡Q12，25》の改善および筋力増強効果が認められることも示されています[2]．

参考文献
1) Yamada M, Kimura Y, et al : Plasma amino acid concentrations are associated with muscle function in older Japanese women. J Nutr Health Aging, 22 : 819-823, 2018.
2) Yamada M, Kimura Y, et al : Synergistic effect of body-weight resistance exercise and protein supplementation on skeletal muscle in sarcopenic or dynapenic older adults. Geriatr Gerontol Int, 19 : 429-437, 2019.

* Q13，14，20でのダイナペニアは，サルコペニアと区別するために筋力低下かつ骨格筋量正常の場合と操作的に定義しています．本来のダイナペニアの定義（≒筋力低下）《➡Q2》とは異なります．

サルコペニア（≒筋力低下＆骨格筋量減少）とダイナペニア*（≒筋力低下＆骨格筋量正常）はともに血中必須アミノ酸濃度，特にロイシン濃度が低下しています．そのため両者に対しては，たんぱく質を強化しながら骨格筋の質の改善を目指すことが重要といえそうです．

Q15

サルコペニアと認知機能低下は関連しますか?

　サルコペニアと認知機能低下の間には，独立した関連性が認められると考えられています．この2つの関連性を検討したメタ解析によると，両者には密接な関係があることが示されます．いずれも横断研究によるものであることから，両者の因果関係を追及することは困難ですが，サルコペニアを有することで認知機能低下を有するオッズ比が2.2程度になることが示されています【図1】[1]．

　サルコペニアと認知機能低下はともに代表的な老年症候群にあげられており，両者ともに加齢に伴いその有病率が高くなります《➡Q16》．両者に介在する因子としては，身体活動量の減少，性ホルモンの減少，成長ホルモンの減少，酸化ストレスの増加，ビタミンD濃度の低下，食事摂食量の低下などです．なかでも，身体活動量の低下は両者に大きく影響し得る要因にあげられています．

　身体活動量の減少はサルコペニアの強力なリスクファクターになりますが《➡Q10》，認知機能低下との関連性についてもいくつかのメタ解析より報告されています．なかでも観察研究の場合には，ほぼ一貫して，身体活動量の減少が認知機能低下と関連することが示されています【図2】[2]．また，介入研究でも身体活動量を高めることで認知機能の改善効果が示されるなど[3]，両者の間には密接な関係があることが示されています．つまり，積極的な運動介入によって，サルコペニアに対しても認知機能低下に対しても，同時に対策がとれるという可能性があります．

一言メモ　老年症候群とは

　老年症候群とは，加齢に伴い増加する症状・症候のことを指します．加齢に伴い数多くの症状が出現しやすく，また複数の症状をあわせもつことが特徴です．これらは経年的に進行し，フレイル，要介護状態を招くことになるため，適切な対策を講じることが求められています．

図1 サルコペニアと認知機能低下の関連（文献1より引用）

研究	オッズ比	下限	上限
Huang CY（2016）	1.500	0.642	3.503
Tolea MI（2015）	3.460	1.059	11.309
Kim JK（2014）	6.350	1.620	24.890
Hsu YH（2014）	3.030	1.627	5.641
Alexandre Tda S（2014）	2.680	1.230	5.840
Abellan van kan G（2013）	0.970	0.730	1.289
	2.246	1.210	4.168

図2 身体活動と認知機能低下の関連（文献2より引用）

研究	サンプル数	オッズ比（95%信頼区間）	重み（%）	P値
Abbott et al	2257	0.70（0.46-1.08）	7.96	.11
Andel et al	3134	0.63（0.41-0.98）	7.71	.04
Gelber et al	3468	0.94（0.65-1.36）	9.87	.74
Kisimoto et al	803	0.83（0.56-1.22）	9.36	.34
Laurin et al	3848	0.51（0.37-0.70）	12.24	<.001
Luck et al	2582	0.50（0.37-0.68）	12.82	<.001
Podewils et al	3373	0.75（0.57-0.97）	15.13	.03
Ravaglia et al	749	0.56（0.36-0.88）	7.34	.01
Rovio et al	1251	0.45（0.22-0.93）	3.32	.03
Scarmeas et al	1880	0.62（0.47-0.82）	14.25	<.001
統合	23,345	0.65（0.56-0.74）	100	<.001

参考文献

1) Chang KV, Hsu TH, et al : Association Between Sarcopenia and Cognitive Impairment: A Systematic Review and Meta-Analysis. J Am Med Dir Assoc, 17 : 1164, 2016.
2) Santos-Lozano A, Pareja-Galeano H, et al : Physical Activity and Alzheimer Disease: A Protective Association. Mayo Clin Proc, 91 : 999-1020, 2016.
3) Smith PJ, Blumenthal JA, et al : Aerobic exercise and neurocognitive performance: a meta-analytic review of randomized controlled trials. Psychosom Med, 72 : 239-252, 2010.

サルコペニアと認知機能低下は関連し，互いにその有病率を高め合う可能性が示されています．両者はともに代表的な老年症候群であり，加齢に伴いそれらの有病率は高まります．また，両者ともに運動介入による予防・改善効果が期待されていることも共通する特徴です．

II. サルコペニアの疫学的特徴

Q16 サルコペニアの有病率はどのくらいですか？

　現在，サルコペニアを判定するための基準はいくつか存在しており，その基準ごとに**有病率**は若干異なります．比較的広く用いられている判定基準として，ヨーロッパおよびアジアのサルコペニアワーキンググループが提唱したものがあります《→ Q26, 28》．これらの基準を用いて，地域在住高齢者のサルコペニア有病率を調査した研究によると，**概ね 10〜20% 程度**を示しています[1]．もちろん，医療機関を受診している高齢患者や要介護高齢者になるとサルコペニアの有病率はさらに高まります．

　サルコペニアの有病率の特徴としては，**女性より男性のほうが高い**という傾向にあります．男性の骨格筋量は加齢に伴う男性ホルモンの減少の影響を受け，女性よりも減少しやすいことが知られています《→ Q7》．しかしそのこと以上に，サルコペニアの判定基準で用いられている骨格筋量減少の**基準値**は，男女それぞれ若年者の値を参考に作成されているため（若年者の平均値マイナス 2 標準偏差），どうしても男性でサルコペニアの有病割合が高くなるとも考えられています（若年男性では男性ホルモンが充足しており骨格筋量は女性よりも多いのが一般的です）【図1】[2]．その結果，女性のサルコペニア有病率は 2.3〜11.7% 程度と報告されているのに対して，男性では 2.5〜28.0% と顕著に高い有病率であることが示されています[3]．

Ⅱ｜サルコペニアの疫学的特徴

図1　**除脂肪量の加齢変化**（文献 2 より引用）

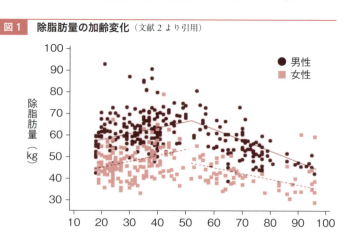

図2　年齢階級別のサルコペニアの有病割合（文献4より引用）

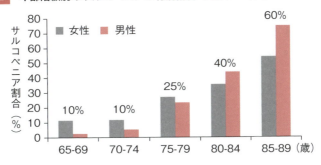

　もう一つの特徴として，サルコペニアの有病率は**加齢に伴い，より高くなる**傾向があります．サルコペニア有病率をメタ解析した報告では，対象者年齢を3群に分類し，若い順からそれぞれ有病率が9.9％，15.1％，19.4％と加齢に伴い高まることを示しています[1]．また，男女別で調査した結果でも，男女ともに同様に高まることが示されています【図2】[4]．このような変化には，加齢に伴ってサルコペニア要因《→Q10》の影響度が強まることが関係していると考えられています．

参考文献
1) Mayhew AJ, Amog K, et al：The prevalence of sarcopenia in community-dwelling older adults, an exploration of differences between studies and within definitions: a systematic review and meta-analyses. Age Ageing, 48：48-56, 2019.
2) Speakman JR, Westerterp KR：Associations between energy demands, physical activity, and body composition in adult humans between 18 and 96 y of age. Am J Clin Nutr, 92：826-834, 2010.
3) Kim H, Hirano H, et al：Sarcopenia: Prevalence and associated factors based on different suggested definitions in community-dwelling older adults. Geriatr Gerontol Int, 16：110-122, 2016.
4) Yamada M, Nishiguchi S, et al：Prevalence of sarcopenia in community-dwelling Japanese older adults. J Am Med Dir Assoc, 14：911-915, 2013.

地域在住高齢者におけるサルコペニアの有病率は概ね10〜20％程度です．なお，この有病率は女性よりも男性のほうで高まり，加齢に伴いさらに高まる傾向にあります．後期高齢者に限定すれば，その有病率は20％を超えることから，高齢者にとってサルコペニアはコモンディジーズであるといえます．

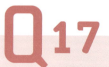

Q17 サルコペニアになると転倒・骨折をしやすいですか？

　サルコペニアは，筋力が低下するために転倒しやすい状態にあると考えられています．特に，加齢に伴い姿勢保持に寄与する**抗重力筋が筋力低下**をきたしやすく《➡ Q8》，このことが転倒を誘発する要因になっていると考えられます[1]．また，サルコペニア単独であれば必ずしも骨折しやすいとは言い切れませんが（サルコペニアは骨の疾患ではないため），転倒頻度が多いこと，**骨粗鬆症との併存例**が多いことなどより，サルコペニアでは転倒による骨折も呈しやすいことが示されています[2]．

　サルコペニアを有すると，有さない場合と比較して転倒は1.5倍程度，骨折は1.3倍程度もその発生リスクを高めると報告されています【図1】[1]．いずれも，地域在住高齢者，入院高齢患者，外来高齢患者というセッティングで大きな傾向の違いはなく，加えて，大きな性差も認められていません[3]．つまり，男女ともにどのようなセッティングであっても，サルコペニアは**転倒・骨折のリスクファクター**となり得ることが示されています．

 サルコペニアと骨粗鬆症の併存

　サルコペニア（sarcopenia）と骨粗鬆症（osteoporosis）は，その背景因子に共通する点が多いことから，その併存割合が高いことが知られています【図】[4]．サルコペニアは骨格筋の，骨粗鬆症は骨の疾患であることから，両者が併存することで転倒・骨折リスクが高まることになります．このように併存割合が高くリスクが高いことから，近年では両者をあわせてosteosarcopeniaという造語が用いられるようにもなっています．

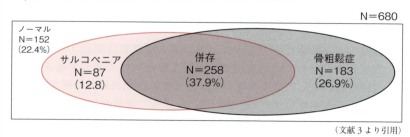

（文献3より引用）

II―サルコペニアの疫学的特徴

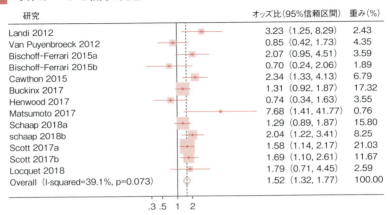

図1 サルコペニアと転倒の関連（文献1より引用）

転倒の検討はなされていないものの，骨格筋量減少および筋力低下の有無による骨折リスクを検討した報告によると，骨折発生に骨格筋量減少は関与しておらず，筋力低下が強く影響することが示されています[5]。当然と思われるかもしれませんが，おそらく姿勢保持や転倒予防には骨格筋量よりも筋力のほうが関連していることを示しているものと思われます。

参考文献

1) Uemura K, Doi T, et al : Sarcopenia and Low Serum Albumin Level Synergistically Increase the Risk of Incident Disability in Older Adults. J Am Med Dir Assoc, 20 : 90-93, 2019.
2) Uemura K, Doi T, Lee S, et al : Sarcopenia and Low Serum Albumin Level Synergistically Increase the Risk of Incident Disability in Older Adults. J Am Med Dir Assoc, 20 : 90-93, 2019.
3) Yeung SSY, Reijnierse EM, et al : Sarcopenia and its association with falls and fractures in older adults: A systematic review and meta-analysis. J Cachexia Sarcopenia Muscle, 16 : 2019.
4) Huo YR, Suriyaarachchi P, et al : Comprehensive nutritional status in sarco-osteoporotic older fallers. J Nutr Health Aging, 19 : 474-80, 2015.
5) Balogun S, Winzenberg T, et al : Prospective associations of osteosarcopenia and osteodynapenia with incident fracture and mortality over 10 years in community-dwelling older adults. Arch Gerontol Geriatr, 82 : 67-73, 2019.

サルコペニアでは転倒・骨折のリスクが高まります。このような傾向は，様々なセッティングで同様であることから，地域でも病院でも施設でも，サルコペニアの管理が重要になると考えられます。特に，骨格筋の"量"よりも"力"の低下が転倒・骨折の発生に関与すると考えられています。

Q18 サルコペニアになると要介護状態になりやすいですか？

　サルコペニアは筋力が低下するために日常生活の様々な動作が制限され，要介護状態を招くことが知られています．要介護化は医療保険のみならず**介護保険下のサービス利用の増加**を引き起こし，**社会保障費の高騰**につながる深刻な課題となっています．このような課題に対応するためにも，その主要因となっているサルコペニアへの対策は喫緊の課題といえます．

　サルコペニアが様々な動作の制限因子となることは明白で，多くの研究でその影響力の高さが示されています【図1】[1]．なお，動作の制限という観点では，骨格筋量減少よりも筋力低下のほうがより直接的な影響を及ぼしていると考えられます．つまり，骨格筋量減少と筋力低下という両者を備えるサルコペニアだけでなく《➡Q1》，筋力低下を意味する（骨格筋量減少の有無は問わない）ダイナペニア《➡Q2》も重要といえます．実際，サルコペニア

図1　サルコペニアと筋力障害の関連 （文献1より引用）

研究	オッズ比	下限	上限	オッズ比（95％信頼区間）
Bianchi. 2015	4.890	2.877	8.931	
Cawthon. 2015	2.420	1.495	3.917	
Da Silva. 2014	2.260	1.124	4.545	
Sanchez-Rodriguez. 2015	1.273	0.624	2.597	
Tanimoto. 2013	12.820	6.059	27.125	
Woo. 2015	2.100	1.591	2.772	
	3.034	1.799	5.118	0.01　0.1　1　10　100

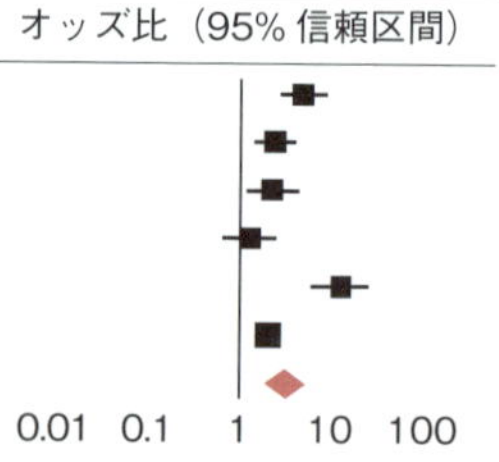

要介護状態 ≒ disability

　現在，介護保険はわが国を含め数カ国しか導入されておらず，英語では要介護状態のことをdisabilityという用語を用いて表現されます．しかし，このdisabilityの定義は研究者間で統一がなされておらず同一の基準が利用されることは多くありません．そのため，必ずしも要介護＝disabilityではないですが，類義語として認識しておく必要があります．

Ⅱ ― サルコペニアの疫学的特徴

図2 ダイナペニアと筋力障害の関連（文献2より引用）

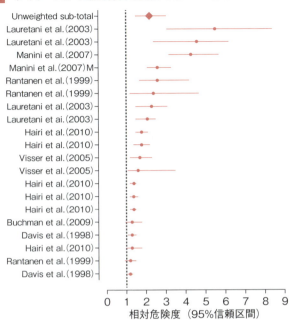

のみならずダイナペニアも要介護状態を招く主要因であることが示されています【図2】[2, 3].

参考文献
1) Beaudart C, Zaaria M, et al : Health Outcomes of Sarcopenia: A Systematic Review and Meta-Analysis. PLoS One, 12, 2017.
2) Clark BC, Manini TM : What is dynapenia? Nutrition, 28 : 495-503, 2012.
3) Clark BC, Manini TM : Sarcopenia =/= dynapenia. J Gerontol A Biol Sci Med Sci, 63 : 829-834, 2008.

A サルコペニアは様々な動作を制限し，要介護状態を引き寄せるリスクファクターとなっています．また，サルコペニアのみならずダイナペニアも重要で，やはり要介護のリスクファクターとなることが示されています．社会保障費の抑制を実現するためにも，筋力維持は重要な課題といえます．

Q19 サルコペニアになると生命予後は悪化しますか？

　サルコペニアは様々な**有害健康転帰**を招くとされており，なかでも死亡に対する影響は多くの医療関係者が抱く関心事項です．そもそもサルコペニアは運動器である骨格筋の機能低下を示す疾患でありながら，運動器を専門とする整形外科領域よりも内科領域で発展してきた経緯があります．この理由には，心不全や糖尿病などの**内科疾患**との関連性が深いことがあげられますが《→ Q4》，それ以外にも死亡などのハードエンドポイントとの関わりが密接であることがあげられます．

　サルコペニアは，**死亡リスクを高めるリスクファクター**となります．近年，複数のシステマティックレビューによりサルコペニアと死亡との関連性が検討されており，いずれの報告においてもサルコペニアが死亡に関係することが示されています[1]．これは入院中の高齢患者に限定した結果ではなく，地域在住高齢者を対象とした調査でも示されていることが特徴です．Liuらが実施したメタ解析では，サルコペニアを有することで，5年以内の追跡期間では約2.1倍，5年以上の追跡調査でも約1.5倍死亡リスクを高めることが示されています【図1】[2]．

　サルコペニアが死亡リスクを高める理由には，いくつかの因子があげられます．たとえば，サルコペニアが様々な疾患を招くこと，転倒や骨折を招くこと，さらに要介護状態を引き起こすことなどは，生命予後を短縮させる因子になると思われます．また，骨格筋量が少ないということは，エネルギーの貯蔵量が少ないと捉えることもできるので，余力が不足するこ

> **一言メモ　all-cause mortality**
>
> 　生命予後を検証する際によく用いられる用語として"all-cause mortality (all-cause death)"があります．これはあらゆる原因による死亡をアウトカムとするものです．ほかには，心血管イベントによる死亡，感染症による死亡など死亡原因を細分化して検討するものがあります．サルコペニアは，このall-cause mortalityとの関連性が示されています．

Ⅱ ─ サルコペニアの疫学的特徴

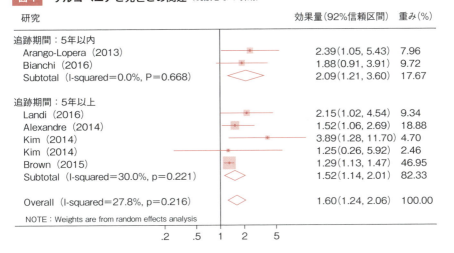

図1 サルコペニアと死亡との関連 （文献2より引用）

とが死亡リスクを高める原因となっているとも考えられます．いずれにせよ，サルコペニアが死亡リスクを高めることは明白であり，**早期にサルコペニアを発見し**，そして**早期より対策を行う**ことが重要と思われます．

参考文献
1) Beaudart C, Zaaria M, et al : Health Outcomes of Sarcopenia: A Systematic Review and Meta-Analysis. PLoS One, 12, 2017.
2) Liu P, Hao Q, et al : Sarcopenia as a predictor of all-cause mortality among community-dwelling older people: A systematic review and meta-analysis. Maturitas, 103 : 16-22, 2017.

サルコペニアは死亡リスクを高めるリスクファクターであり，生命予後を悪化させる因子となっています．これは高齢入院患者に対してのみ該当する結果ではなく，地域在住高齢者にもあてはまるのが特徴です．このため，サルコペニアの早期発見・早期対策が重要と考えられます．

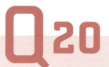

サルコペニアとダイナペニアで有害健康転帰の発生に差はありますか？

　サルコペニア（≒筋力低下＆骨格筋量減少）とダイナペニア*（≒筋力低下＆骨格筋量正常）は，いずれも転倒，入院，死亡などの**有害健康転帰**を招きやすい状態といえます．骨格筋量減少，筋力低下のそれぞれが有害健康転帰を招きやすいハイリスク状態であることは，多くの研究報告で示されています．しかし，それぞれの組み合わせ（サルコペニア，ダイナペニア*，プレサルコペニア，ノーマル）による4グループで有害健康転帰に差が生じるのかを検討した報告はそれほど多くありません．重要なことは「骨格筋量は減少していないが筋力は低下している」というダイナペニア*の人が，「骨格筋の両指標ともに低下を示す」というサルコペニアの人と同等の危険性を有しているのか，という点です．このような視点で分析を行った2つの研究においては，ほぼ同等の傾向が得られていました**【図1】**[1, 2]．

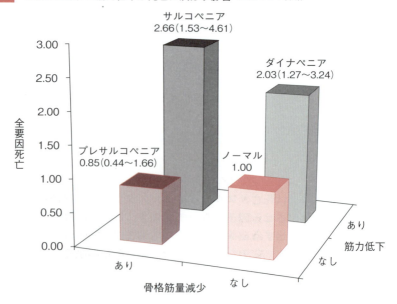

図1　骨格筋量減少と筋力低下が死亡に及ぼす影響（文献1より引用）

筋力低下を認めるサルコペニアとダイナペニア*は，筋力が正常なプレサルコペニアおよび健常高齢者と比較して，生命予後が悪化しやすいことが示されています．興味深いことに，サルコペニアとダイナペニア*の生存率は同等であることが示されており，骨格筋量減少の有無はあまり影響していないことも示されています[1]．このことは，高齢者の予後を判定するうえでは**筋力測定**が重要であることを示しており，実際には**握力や5回立ち座りテスト，膝伸展筋力の測定**などが推奨されています．

　しかし，なぜ骨格筋量と筋力が予後に及ぼす影響が異なるのでしょうか．元来，骨格筋量と筋力は比例関係にあると考えられていますが，高齢者では必ずしも一致しないことが多いとされています《➡Q1》．これには，骨格筋量の計測が難しいという背景があり，現在の測定技術では収縮要素である筋線維実質のみを測定することは難しく，どうしても骨格筋内脂肪や線維化組織，浮腫の影響が加わってしまいます《➡Q11，21》．つまり，対象者によっては骨格筋量を過大評価している可能性があり，このことが骨格筋量と筋力との相違を生じさせていると考えられます．

参考文献
1) Li R, Xia J, Zhang XI, et al : Song Y. Associations of Muscle Mass and Strength with All-Cause Mortality among US Older Adults. Med Sci Sports Exerc, 50 : 458-467, 2018.
2) Isoyama N, Qureshi AR, et al : Comparative associations of muscle mass and muscle strength with mortality in dialysis patients.Clin J Am Soc Nephrol, 9 : 1720-1728, 2014.

Ⅱ｜サルコペニアの疫学的特徴

＊ Q13，14，20でのダイナペニアは，サルコペニアと区別するために筋力低下かつ骨格筋量正常の場合と操作的に定義しています．本来のダイナペニアの定義（≒筋力低下）《➡Q2》とは異なります．

A

サルコペニア（≒筋力低下＆骨格筋量減少）とダイナペニア*（≒筋力低下＆骨格筋量正常）は，いずれも有害健康転帰を招きやすい状態といえます．その影響度合いはほぼ同等であることから，予後を判定する際には筋力の計測が重要といえそうです．

III. サルコペニアの評価・診断

Q21 骨格筋量はどのように計測したらよいですか？

　骨格筋量を計測する方法としては，核磁気共鳴画像法（MRI：Magnetic Resonance Imaging），コンピュータ断層撮影（CT：Computed Tomography），**二重エネルギーX線吸収法**（DXA：dual energy X-ray absorptiometry）**【図1】**，**生体電気インピーダンス法**（BIA：Bioelectrical impedance analysis）**【図2】**，超音波画像法《➡ Q23》などがあります．それぞれの測定法には長所と短所がありますが，サルコペニアの判定には全身の骨格筋量を用いるという原則があるため，局所的な骨格筋量測定に留まるMRI，CT，超音波ではなく，全身の計測が可能なDXAやBIAが推奨されています《➡ Q26-28》[1, 2]．特に，**BIA装置**は比較的安価であること，持ち運びが可能であるなどの理由により，近年その使用実績が増加しています．

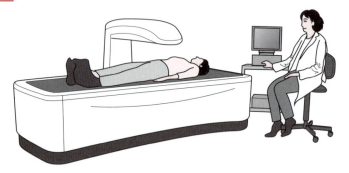

図1　二重エネルギーX線吸収法（DXA）

一言メモ　骨格筋量計測時の留意点

　骨格筋量を計測する際，本来であれば収縮要素を有する筋線維を選択的に計測できることが理想です．しかし，実際にはこのような計測は難しく，どうしても細胞外水分の影響を受けてしまいます《➡ Q11, 12》．そのため，浮腫などで細胞外水分や骨格筋内脂肪の増加が認められる場合には，骨格筋を過大評価することになるため，注意が必要です．

全身の骨格筋量を求めるには，四肢骨格筋量を用いることが一般的です．DXAやBIAでは，各セグメント別に骨格筋量を算出することが可能であるため，体幹を除く左右上下肢の骨格筋量を加算することで四肢骨格筋量（kg）を求めることができます．介入の効果などを検証する際には，この四肢骨格筋量をそのまま使用することがありますが，サルコペニアの判定や他者との比較を行う際には補正した値が用いられることが一般的です《→ Q26-28》．

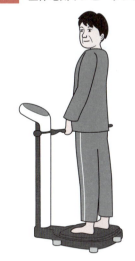

図2　生体電気インピーダンス法（BIA）

各種動作遂行に必要とされる骨格筋量は身長や体重などにより異なるため（たとえば，身長160 cmの人と180 cmの人であれば，最低限必要な骨格筋量は後者のほうが多くなる），何らかの方法により補正する必要があります．補正方法にはいくつかの考え方がありますが《→ Q5》，現時点では身長の二乗値（m^2）で補正するという考えが一般的となっており，ヨーロッパやアジアの診断基準でもこの方法が採用されています．この四肢骨格筋量（kg）を身長の二乗（m^2）で除した値のことを**骨格筋指数**（SMI：skeletal muscle mass index, kg/m^2）といい，国際的にも広く用いられています．

参考文献
1) Cruz-Jentoft AJ, Baeyens JP, et al : European Working Group on Sarcopenia in Older People. Sarcopenia: European consensus on definition and diagnosis: Report of the European Working Group on Sarcopenia in Older People.Age Ageing, 39：412-423, 2010.
2) Chen LK, Liu LK, et al : Sarcopenia in Asia: consensus report of the Asian Working Group for Sarcopenia.J Am Med Dir Assoc, 15：95-101, 2014.

A　骨格筋量の計測方法にはいくつかの方法がありますが，サルコペニアの判定にはDXAやBIAが推奨されています．またサルコペニアの判定には，これらの方法により計測した四肢骨格筋量を身長の二乗値で除した骨格筋指数（SMI）が用いられることが一般的です．

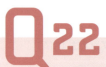

どのBIA装置でも同様の値が計測できますか？

　生体電気インピーダンス法（BIA：Bioelectrical impedance analysis）による骨格筋計測は近年増加していますが《→ Q21》，どの装置を使用しても同じ値が計測されるということはありません．BIA装置からは，セグメント別に各周波数帯域のレジスタンス値，リアクタンス値，インピーダンス値が算出されます．そして，これらの値を基に骨格筋量は算出されます．一般的には，50 kHz帯域が骨格筋を求めるための指標として用いられていますが，実は各装置でどの周波数帯域を用いるかという点については一定の基準は存在しません．また，現在は多周波数測定といって，複数の周波数帯域のデータを組み合わせてより正確に骨格筋量を計測する技術が進んでいます．しかし，このような技術も装置間で統一がなされておらず，各装置で独自の計算式により骨格筋量を算出しているのが現状です．そのため，装置間で同じような値が計測されないという現象が生じています．

　実際，同一の被検者に対して2社の異なるBIA装置による体組成計測を行い骨格筋量の比較を実施したところ，それぞれの装置から自動的に算出された骨格筋量は実に1割程度も差があることがわかりました【図1】[1]．しかし，セグメント別各周波数帯域のレジスタンス値，リアクタン

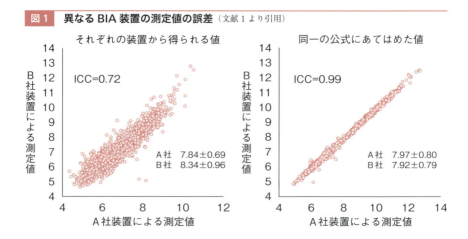

図1　**異なるBIA装置の測定値の誤差**（文献1より引用）

表1 骨格筋量算出のための既報の計算式

Kyle の推定式[2]
骨格筋量（kg）＝－4.211＋(0.267)*身長^2／レジスタンス＋(0.095*体重)＋(1.909*性別［男性1，女性0］)＋(－0.012*年齢)＋(0.058*リアクタンス)

Janssen の推定式[3]
骨格筋量（kg）＝[(身長^2／レジスタンス*0.401)＋(性別［男性1，女性0］*3.825)＋(年齢*(－0.071))]＋5.102

Yoshida の推定式[4]
四肢骨格筋量（男性）＝(0.197*身長^2／50 kHz レジスタンス)＋(0.179*体重)－0.019
四肢骨格筋量（女性）＝(0.221*身長^2／50 kHz レジスタンス)＋(0.117*体重)＋0.881

ス値，インピーダンス値はほぼ同一の値が得られており，測定した生データには差がないこともわかりました．つまり，測定精度には各装置間で大きな差はなく，あくまで各々の装置に搭載されている計算式が異なっていただけということになります．そのため，既報で公開されている計算式にあてはめて骨格筋量を算出すると【表1】[2-4]，当然ですが各装置で同じような骨格筋量を算出することができます．

このような各 BIA 装置間での差の問題は，同一施設ではあまり生じませんが，他施設との共同研究や装置の買い替えなどによって生じます．用いる装置により1割程度も値が異なる可能性があるということを把握したうえで，装置の使用方法や互換性の担保などを検討しておく必要があります．

参考文献

1) Yamada M, Yamada Y, et al : Comparability of two representative devices for bioelectrical impedance data acquisition. Geriatr Gerontol Int, 16 : 1087-1088, 2016.
2) Kyle UG, Genton L, et al : Validation of a bioelectrical impedance analysis equation to predict appendicular skeletal muscle mass (ASMM). Clin Nutr, 22 : 537-543, 2003.
3) Janssen I, Heymsfield SB, et al : Estimation of skeletal muscle mass by bioelectrical impedance analysis. J Appl Physiol, 89 : 465-471, 2000.
4) Yoshida D, Shimada H, et al : Development of an equation for estimating appendicular skeletal muscle mass in Japanese older adults using bioelectrical impedance analysis. Geriatr Gerontol Int, 14 : 851-857, 2014.

どの BIA 装置を使用しても同じ値が得られるということはありません．これは，各装置に搭載される計算式が異なることに起因しています．レジスタンス値，リアクタンス値，インピーダンス値といった生データはどのような BIA 装置でもほぼ同様の値が得られることから，既報の計算式にあてはめて骨格筋量を算出するとこのような問題を解消できます．

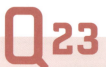

Q23 超音波画像診断法からサルコペニアを判定できますか？

　超音波画像診断法は，比較的**安価**かつ**簡便**，**迅速**に骨格筋の状態を計測することができます．画像精度の向上に伴い，近年，この方法を用いた報告は増加しており，様々な分野での応用が進んでいます．サルコペニア関連の臨床，研究分野での使用実績も増加しており，今後ますます注目度は高まると思われます．

　超音波画像診断法の特徴は，骨格筋の状態を簡便に**可視化**できる点にあります．たとえば，大腿中央前面部の超音波画像では，体表より皮下脂肪，大腿直筋，中間広筋，大腿骨を観察することができます【図1】．よく用いられる計測法として，この**大腿直筋や中間広筋の厚さ（筋厚）**を計測し，骨格筋量を推定する方法があります．しかし，この筋厚を用いてサルコペニアを判定することについては，現時点ではコンセンサスが得られていません．その理由として，サルコペニアは全身性の疾患であり，局所的な骨格筋の状態から推定するのは不適切であること《➡Q21》，超音波画像診断装置による筋厚測定には一定の技術が必要であり統制が容易ではないこ

Ⅲ｜サルコペニアの評価・診断

図1　大腿中央前面部の超音波画像

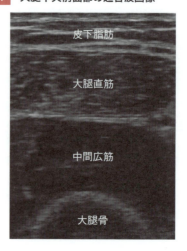

となどがあげられます[1]．

　ただし，今後，超音波画像診断法によりサルコペニアの判定ができる可能性はあります．たとえば，コンピュータ断層撮影（CT：Computed Tomography）を用いて第3腰椎部の腸腰筋の横断面積を計測し，骨格筋量低下者を定義するという方法は頻繁に用いられます．これは臨床検査のなかで同部位のCT画像がよく撮像されている点に起因しており，また全身の骨格筋量との関連性もあります．日本肝臓学会が報告している**肝疾患におけるサルコペニア判定基準（第1版）**では，同部位のCT画像からサルコペニアの判定を行うことも推奨しており，今後はこのような局所的計測が一般的になる可能性はあります．

　また，超音波画像から算出される**エコー輝度**もサルコペニアの判定に有用となる可能性があります．2018年に報告されたヨーロッパのサルコペニアワーキンググループの報告《➡ Q27》では，サルコペニアの判定に**骨格筋の質**も考慮すべきと示されています[2]《➡ Q12》．骨格筋の質の計測方法はまだ統一されていませんが，超音波画像診断法もその計測方法の一つにあげられています《➡ Q25》．筋厚同様，測定方法の統制などの課題はありますが，今後，スタンダードな計測方法となり得る可能性はあると思われます．

参考文献
1) Ticinesi A, Meschi T, et al : Muscle Ultrasound and Sarcopenia in Older Individuals: A Clinical Perspective. J Am Med Dir Assoc, 18 : 290-300, 2017.
2) Cruz-Jentoft AJ, Bahat G, et al : Writing Group for the European Working Group on Sarcopenia in Older People 2 (EWGSOP2), and the Extended Group for EWGSOP2. Sarcopenia: revised European consensus on definition and diagnosis. Age Ageing, 48 : 16-31, 2019.

A 現時点で，超音波画像診断法によりサルコペニアを判定することについてコンセンサスは得られていません．ただし，今後，測定方法の統制などの課題をクリアすることにより，標準的な計測法，判定法となり得る可能性はあります．

Q24

骨格筋量の測定装置がない場合，何か代用する方法はありますか？

　サルコペニアの判定を行うに際し，現時点で骨格筋量減少は必要条件となっており，これをなるべく正確に測定することが求められます《➡ Q21》．しかし，臨床的に（特にコメディカルスタッフが）診断目的ではなく**対策目的**でサルコペニアを判定するのであれば，そこまで詳細な検査は不要です．対策として役立てるためには，サルコペニアを判定するというよりは，サルコペニアの人を見逃さないように"サルコペニアの可能性のある人"をやや広めに**スクリーニング**することが大切になるからです．

　まず**下腿周囲径**や**上腕周囲径**などを用いて骨格筋量低下をスクリーニングする方法があります．複数の基準値が紹介されており，下腿周囲径では31 cm，上腕周囲径では21 cmなどの基準値を下回れば骨格筋量が減少または低栄養などと判定されることがあります．骨格筋量は身長で補正され《➡ Q5，21》，男女で異なる基準値が用いられることが一般的ですが，このような周囲径には細かな規定は存在せず（男女別の基準値を紹介していることもあります），過大・過小評価につながりやすいという制約があります．

　そのようななかで，**指輪っかテスト**と呼ばれる方法があります[1]．これは，検者ではなく被検者自身の手を用いて判定するもので，両母指と示指によって輪っかを作り，この輪っかで下腿最大膨隆部を囲うというものです．輪っかが下腿最大膨隆部よりも小さい場合が正常，大きい場合はサルコペニアと判定します【図1】．もちろん，この方法では○○ cmという判定はできませんが，簡便かつ迅速にサルコペニアをスクリーニングできるという大きなメリットがあります．加えて，被検者自身の手を用いることで，自動的に身長補正に近い補正を実施していることになり，過大・過小評価を防いでいるとも考えられます．

図1　指輪っかテスト（文献1より引用）

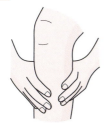
囲めない
（正常）

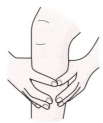
ちょうど囲める
（サルコペニア予備群）

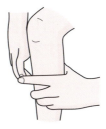
隙間ができる
（サルコペニア）

参考文献
1) Tanaka T, Takahashi K, et al : "Yubi-wakka" (finger-ring) test: A practical self-screening method for sarcopenia, and a predictor of disability and mortality among Japanese community-dwelling older adults. Geriatr Gerontol Int, 18 : 224-232, 2018.

骨格筋量の測定装置がない場合，サルコペニアの判定が可能となる正確な代用方法はありません．しかし，下腿周囲径や上腕周囲径，さらにそれらを応用した指輪っかテストは，サルコペニアの可能性がある人のスクリーニングに有用と考えられます．その他のパフォーマンステストを組み合わせることで，より高い精度でサルコペニアをスクリーニングすることが可能と考えられます．

Q25 骨格筋の質はどのように計測すればよいでしょうか？

　骨格筋の質には**見た目**（収縮要素／非収縮要素）と**効率**（筋力／骨格筋量）の2種類があります《➡ Q12》．現時点で，それぞれにゴールドスタンダードと呼べるような測定方法はありませんが，いくつかの方法が紹介されています．

　見た目の質の判定方法としては，**核磁気共鳴画像法（MRI）やコンピュータ断層撮影（CT），超音波画像**などが用いられることが多いです．計測の方法はそれぞれ異なりますが，概ね画像の濃度から判定するようなイメージになります．超音波画像では**輝度**といいますが，骨格筋部分がより白っぽく描写されれば非収縮要素を多く含み（≒質が悪い），黒く描写されるほど収縮要素が多いことを示します（≒質が良い）【図1】．超音波画像を用いた検査は簡便ですが，輝度（色）の測定になることから，機器の種類や解像度，設定などに大きく依存してしまいます[1]．そのため，絶対的な値として示しにくい（標準化することが難しい）というデメリットがあります．

　効率の判定としては，**筋力を筋肉量で除した指標**が用いられることが一般的です．骨格筋量は**生体電気インピーダンス法（BIA）**《➡ Q21》や**超音波画像診断装置**《➡ Q23》を用いて計測し，筋力は**等速性筋力測定装置やハンドヘルドダイナモメーター**により計測します．筋力の単位や骨格筋量の指標に依存して算出される値は変動しますが，見た目の質よりも汎用性は高く，多施設間でも比較しやすい指標といえます．

図1　超音波画像の輝度の例

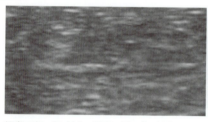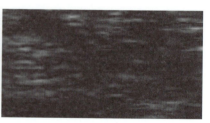

輝度の高い筋（左），輝度の低い筋（右）

なお，厳密には骨格筋の質を評価しているわけではありませんが，**位相角**（phase angle）を代用するような可能性も示されています．ヨーロッパのサルコペニアワーキンググループは骨格筋の質の評価も重視しており[3]《➡ Q27》，そのなかで位相角の使用の可能性にもふれています．位相角は前述の指標とは異なり一般化しやすいため，その汎用性の高さも期待されています．ただし，位相角は筋細胞の生理的機能レベルを反映すると考えられています《➡ Q29》．確かに，前述の計測方法から算出した骨格筋の質と位相角は相関関係にありますが，骨格筋の質の判定材料としては，もう少し検討が必要になりそうです．

参考文献
1) Ticinesi A, Meschi T, et al：Muscle Ultrasound and Sarcopenia in Older Individuals: A Clinical Perspective. J Am Med Dir Assoc, 18：290-300, 2017.
2) Cruz-Jentoft AJ, Bahat G, et al：Writing Group for the European Working Group on Sarcopenia in Older People 2（EWGSOP2），and the Extended Group for EWGSOP2. Sarcopenia: revised European consensus on definition and diagnosis. Age Ageing, 48：16-31, 2019.

骨格筋の質の評価としては，MRIやCT，超音波画像などを用いて「収縮要素／非収縮要素」を判定する方法と，BIAや超音波画像，筋力測定装置などを用いて「筋力／骨格筋量」を算出する方法があります．ただし，いずれも一般化にはさらなる検討が必要です．

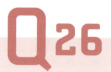

EWGSOPとは何でしょうか？

　The European Working Group on Sarcopenia in Older People（EWGSOP）とは，欧州のサルコペニアワーキンググループのことを指し，2010年に世界で初めてサルコペニアの定義や診断基準の国際的コンセンサスをまとめました[1]．これ以前も，サルコペニアという概念は存在していましたが《→Q1》，その定義や診断基準は各研究者に依存され統制がとれていない状況が続きました．そのため，同じ"サルコペニア"と表現される高齢者のなかでも，状態は各々の研究間で異なり，有病率，予後，対策方法などをまとめるには至らない状態となっていました．しかし，このコンセンサスが報告されたことにより，サルコペニアは臨床的にも学術的にも認知度が高まることになりました．

　EWGSOPでは，サルコペニアを**歩行速度**，**握力**，**骨格筋量**の3指標により判定することを推奨しています．これは，その後に報告されるアジアのサルコペニアワーキンググループによるコンセンサスでも踏襲されることになり《→Q28》，現時点では広く周知された判定方法となっています．高齢者に対して，まずは歩行速度で最初のスクリーニングを実施し，歩行速度が基準値（0.8 m/秒）よりも遅ければ骨格筋量計測へ進みます．仮に歩行速度が基準値より速くとも，握力低下が認められた場合には，同じく骨格筋量の計測へと進みます．そして，骨格筋量も低下している場合にサルコペニアと判定することになります【図1】．なお，EWGSOPでは，骨格筋量の計測として二重エネルギーX線吸収法（DXA：dual energy X-ray absorptiometry）が推奨されており，Baumgartnerらの報告を参考に**骨格筋指数**（SMI：skeletal Muscle Mass Index, kg/m^2）が若年成人の平均値マイナス2標準偏差を下回った場合に骨格筋量減少と定義しています[2]．

　また，EWGSOPでは，筋力（握力）と身体機能（歩行速度），骨格筋量を用いてサルコペニアの重症度判定を提唱しています【表1】．つまり，プレサルコペニアは身体機能および筋力は正常かつ骨格筋量減少，サルコペニアは身体機能低下もしくは筋力低下かつ骨格筋量減少，重症サルコペニアは身体機能低下かつ筋力低下かつ骨格筋量減少としています．このコンセンサスが発表された当時は十分に妥当性が検証された分類ではありませ

図1 EWGSOP のサルコペニア診断アルゴリズム （文献1より引用）

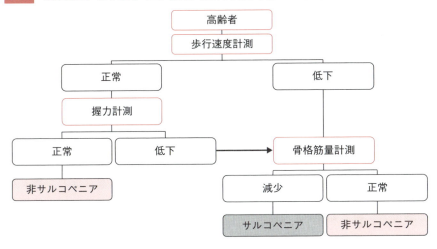

表1 EWGSOP の概念的なサルコペニアの段階 （文献1より引用）

段階	骨格筋量	筋力		歩行速度
プレサルコペニア	↓			
サルコペニア	↓	↓	または	↓
重症サルコペニア	↓	↓		↓

んでしたが，現在でもこのような概念は継続して用いられることが多くあります．

参考文献
1) Cruz-Jentoft AJ, Baeyens JP, et al : European consensus on definition and diagnosis: Report of the European Working Group on Sarcopenia in Older People. Age Ageing, 39 : 412-423, 2010.
2) Baumgartner RN, Koehler KM, et al : Epidemiology of sarcopenia among the elderly in New Mexico. Am J Epidemiol. 147 : 755-763, 1998. Erratum in: Am J Epidemiol, 149 : 1161, 1999.

EWGSOP とは欧州のサルコペニアワーキンググループのことを指し，世界で初めてサルコペニアの定義や診断基準の国際的コンセンサスをまとめました．この基準では，歩行速度，握力，骨格筋量の3指標によりサルコペニアを判定します．

Q27

EWGSOP2 とは何でしょうか？

EWGSOP2 とは，2010 年に The European Working Group on Sarcopenia in Older People（EWGSOP）が報告したコンセンサス《➡ Q26》[1] の改訂版のことで，2018 年に報告されました[2]．初版が報告されてから約 10 年の間でサルコペニアに関する基礎研究，臨床研究は進み，様々なことが明らかになってきました．そこで，あらためてサルコペニアの情報を整理し，より科学的，かつ日常臨床のなかで用いられやすい定義，診断基準を作成することを目的に改訂版が作成されました．

EWGSOP2 のアルゴリズムは初版《➡ Q26》とは大きく変更され，**症例発見，評価，確定診断，重症度判定**という 4 段階でサルコペニアの診断および重症度判定を行うことを推奨しています【図 1】．最初の症例発見では，**SARC-F** という質問紙を使用し[3]，サルコペニアのリスクのある人をスクリーニングします．次の段階では，筋力評価として**握力**や**立ち座りテスト**を行い，サルコペニアの可能性を判定します．そして，確定診断では**骨格筋量もしくは筋質の測定**を行い，サルコペニアを確定します．最後の重症度判定は，**歩行速度**，**SPPB**（short physical performance battery），**TUG**（timed up and go test），**400 m 歩行**といった身体機能から行います．初版と異なるのは，サルコペニアの判定に身体機能が省略され筋力低下に重点が置かれたこと（重症度判定では用います），最初に質問紙によるスクリーニングが推奨されたこと，さらに骨格筋の質の評価《➡ Q12，25》が加わったことです．

EWGSOP2 はサルコペニア判定のための重要な情報を提供しましたが，このまま日本で用いることは時期尚早と思われます．なぜなら EWGSOP2 は欧州人に向けたものであり，アジア人を対象にしていない点があげられます．人種によって，体格，骨格筋の状態，運動機能が異なることは明白であり，EWGSOP2 の情報はあくまで参考程度に留めておくべきです．また，骨格筋の質という新たな指標については《➡ Q12，25》，いまだ発展途上的なものであり，具体的な指標や基準値については十分な記載もありません．このように，制約付きではありますが，サルコペニアを管理するうえで重要な情報であることには違いなく，十分に参考になる情報を提

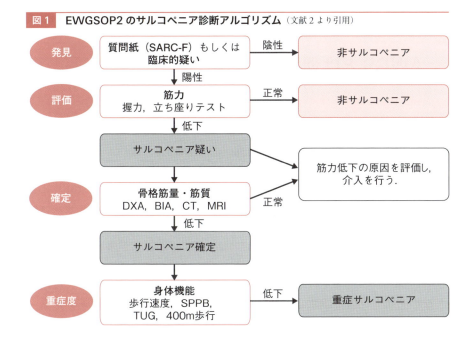

図1 EWGSOP2のサルコペニア診断アルゴリズム（文献2より引用）

供してくれます．

参考文献

1) Cruz-Jentoft AJ, Baeyens JP, et al : European consensus on definition and diagnosis: Report of the European Working Group on Sarcopenia in Older People.Age Ageing. 39 : 412-423, 2010.
2) Cruz-Jentoft AJ, Bahat G, et al : Writing Group for the European Working Group on Sarcopenia in Older People 2（EWGSOP2）, and the Extended Group for EWGSOP2. Sarcopenia: revised European consensus on definition and diagnosis. Age Ageing, 48 : 16-31, 2019.
3) Malmstrom TK, Miller DK, et al : SARC-F: a symptom score to predict persons with sarcopenia at risk for poor functional outcomes. J Cachexia Sarcopenia Muscle, 7 : 28-36, 2016.

EWGSOP2とは，2010年に世界で最初にサルコペニアコンセンサスとして報告されたEWGSOPの改訂版のことで，2018年に報告されました．この基準では，症例発見，評価，確定診断，重症度判定という4段階でサルコペニア診断および重症度判定を行うことを推奨しています．

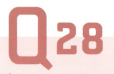

AWGSとは何でしょうか？

　Asian Working Group for Sarcopenia（AWGS）とは，アジアのサルコペニアワーキンググループのことを指し，2010年に報告されたThe European Working Group on Sarcopenia in Older People（EWGSOP）によるコンセンサス《➡Q26》[1]を参考に，2014年にアジア人向けにサルコペニアの診断基準をまとめたものです[2]．2010年にEWGSOPが報告されて以降，アジア圏内でもEWGSOPが使用されることが多くなりましたが，欧州人向けの基準値であることなどから，アジア人には必ずしも適合しないことが問題となっていました．そのようななかで，アジア人に適合するサルコペニアの診断基準を作成するためにワーキンググループが立ち上がり，2014年にコンセンサスレポートを報告しました．

　AWGSもEWGSOPと同様に《➡Q26》歩行速度，握力，骨格筋量の3指標によりサルコペニアを判定することを推奨しています【図1】．AWGSでは外来診察時を想定しているため，その測定順序が明確です．EWGSOPは最初に歩行速度，次いで握力という順序でスクリーニングしますが，AWGSでは**最初の時点で歩行速度と握力を計測し，いずれか一方でも低下していた場合に骨格筋量計測へ進む**ことが推奨されています．また，骨格筋量計測では，EWGSOPでは二重エネルギーX線吸収法（DXA: dual energy X-ray absorptiometry）による計測のみが推奨されているのに対し，AWGSでは生体電気インピーダンス法（BIA：Bioelectrical impedance analysis）《➡Q21》による計測も認められており，そのため**基準値もDXA用とBIA用の2通りが存在**します．この点が2つのコンセンサスで大きく異なる点で，より汎用性の高いBIA計測を認めた点でAWGSは非常に利用しやすい基準となりました．

　ただし，BIA使用時にはその留意点として，測定条件を細かく統一しておく必要がありますが，また，それ以上に各装置による値に差がある点を把握しておくことも重要です《➡Q22》．そのため，同一施設内で複数の装置を混合して利用しないこと，多施設で検討する際には公表されている公式を用いて骨格筋量を算出し直すことなどの配慮が必要になります．

Ⅲ─サルコペニアの評価・診断

図1 AWGSのサルコペニア診断アルゴリズム（文献2より引用）

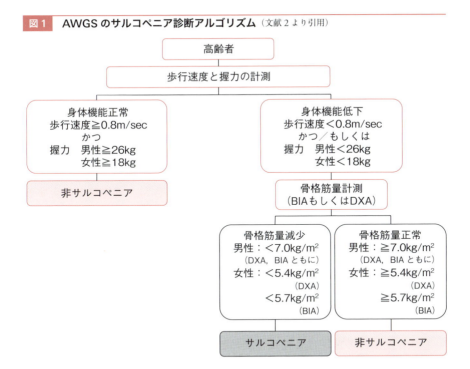

参考文献
1) Cruz-Jentoft AJ, Baeyens JP, et al : European consensus on definition and diagnosis: Report of the European Working Group on Sarcopenia in Older People.Age Ageing, 39 : 412-423, 2010.
2) Chen LK, Liu LK, et al : Sarcopenia in Asia: consensus report of the Asian Working Group for Sarcopenia. J Am Med Dir Assoc, 15 : 95-101, 2014.

AWGSとは，2010年に報告されたEWGSOPを参考に作成された，アジア人向けのサルコペニア診断基準のことです．この基準はEWGSOPと同様に，歩行速度，握力，骨格筋量の3指標によりサルコペニアを判定することを推奨しています．骨格筋量測定に際しては，DXAのみならずBIAを認めている点がEWGSOPと大きく異なる点です．

Q29

位相角とは何でしょうか？

位相角（位相差と呼ぶこともあります；phase angle）とは生体電気インピーダンス法（BIA：Bioelectrical impedance analysis）の計測から得られるリアクタンスとレジスタンスより算出可能な指標で【図1】, **細胞膜で発生する抵抗を角度で表したもの**とされます. 健常な細胞であれば抵抗が大きく位相角は大きくなりますが, 細胞の生理的機能レベルが低下することで抵抗も減少し位相角も小さくなります. BIA法による計測が可能という点から, その汎用性の高さも注目されています.

近年, この位相角が, 骨格筋の状態を示す指標の一つとして注目されるようになりました《➡ Q25》. これまでの報告によると, 位相角は**骨格筋量, 筋力, 骨格筋の質, 各種パフォーマンスと相関関係を有しており**[1], いずれも**位相角の低下は骨格筋機能の低下を示す**ことが明らかになっています【図2】. また, 着目すべき点はその相関係数の高さです. 高齢になると骨格筋量と筋力の関係性は減弱し《➡ Q1, 11》, 両者の相関係数は比較的小さい値を示すことが多くなります. 一方, 位相角は筋力やパフォーマンスと中等度以上の相関関係を示すことが多く, 位相角が示す細胞の生理的機能レベルが骨格筋の状態を示す有用な指標になり得る可能性が注目されています.

また, 位相角は介入によって比較**的変化しやすい指標**です. たとえば, 一定期間のレジスタンス運動を実施した場合, 筋力は比較的早期に変化しますが, 骨格筋量はすぐには変化しないことが多くあります. 一方, 位相角は筋力と同様に何らかの介入や不動によって変化しやすく[2], 効果判定の指標としても有用であると考えられます.

位相角は今後さらに注目される指標になると予想されています. 実際, ヨーロッパのサルコペニアワーキンググループ（EWGSOP2：

図1　位相角の算出方法とイメージ

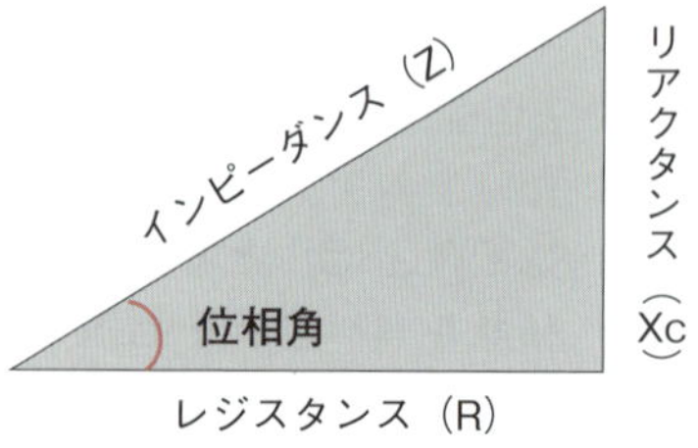

位相角（°）＝アークタンジェント（リアクタンス／レジスタンス）×180/π

図2 位相角と骨格筋量，筋力，筋質，パフォーマンスの関係（文献4より引用）

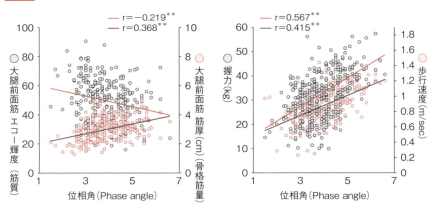

European Working Group on Sarcopenia in Older People）の報告によると，この位相角が今後，骨格筋の質の評価として有用となり得る可能性を示しています《→Q27》[3]．また，サルコペニアとの関連性を検討した報告では，男性で4.0°，女性で3.5°を下回ればサルコペニアと判定される可能性が高まることが示されるなど[4]，**サルコペニアの判定能力**も有していると考えられています．

参考文献
1) Basile C, Della-Morte D, et al : Phase angle as bioelectrical marker to identify elderly patients at risk of sarcopenia. Exp Gerontol, 58 : 43-46, 2014.
2) Dos Santos L, Cyrino ES, et al : Changes in phase angle and body composition induced by resistance training in older women. Eur J Clin Nutr, 70 : 1408-1413, 2016.
3) Cruz-Jentoft AJ, Bahat G, et al : Writing Group for the European Working Group on Sarcopenia in Older People 2 (EWGSOP2), and the Extended Group for EWGSOP2. Sarcopenia: revised European consensus on definition and diagnosis. Age Ageing, 48 : 16-31, 2019.
4) Yamada M, Kimura Y, et al : Phase angle is a useful indicator for muscle function in older adults. J Nutr Health Aging, 23 : 251-255, 2019.

位相角とは，BIA法により算出される値のことで，細胞の生理的機能レベルを示す指標です．この値は，骨格筋量，筋力，骨格筋の質，各種パフォーマンスなどと関連し，骨格筋の状態を示す指標として注目されています．

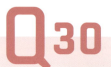

疾患別のサルコペニア評価で注意する点はありますか？

　疾患別のサルコペニアで，それぞれコンセンサスの得られた判定方法はなく，現時点ではヨーロッパ（EWGSOP）やアジア（AWGS）のワーキンググループが報告した判定基準を用いることが一般的です《➡Q26－28》．しかし，同じサルコペニアといっても疾患により特徴は異なるため，それらの特徴を十分に把握したうえでスクリーニングおよび効果判定の計測を行うことが大切です【図1】．

　糖尿病や**肝疾患患者**では骨格筋内脂肪の増加が著しいと考えられており《➡Q4》[1, 2]，それら疾患を有しない高齢者よりも骨格筋量を過大評価してしまう可能性があります．そのため，**筋力に注目して評価を行うことが大切です**．生体電気インピーダンス法（BIA：Bioelectrical impedance analysis）を用いて骨格筋量を計測する際には，**細胞外水分比**《➡Q11》や**位相角**《➡Q29》をあわせて確認しながら過大評価を防ぐ必要があります．

　心不全や**慢性閉塞性肺疾患**の場合にはタイプⅠ線維が影響を受けやすく，筋持久力に影響が生じると考えられます《➡Q4》[3, 4]．つまり，短距離の歩行速度や握力に問題がなくても，比較的長い距離になると影響が生じる可能性があります．そのため，効果判定を行う際には，**6分間歩行距離**など持久力の評価もあわせて実施することが大切です．

　高齢者に比較的多い**下肢関節疾患**や**腰痛症**の場合，筋力低下が認められない場合でも疼痛や変形の影響により歩行速度が低下する場合があります．AWGSのサルコペニア判定基準では，握力に問題がなくても，歩行速度が低下していれば骨格筋量の計測に進むことになっています．この基準を用いて地域在住高齢者にスクリーニングを実施すると，大抵は握力単独もしくは握力と歩行速度の両方が基準値を下回り，**歩行速度単独で該当するケースはほとんどみられません**．下肢疾患患者のように，疼痛の影響で歩行速度が低下している場合には，サルコペニアを過大評価することにつながるため，上肢など他の部位の筋力なども参考に判定を行う必要があります．

図1 疾患別サルコペニア判定の留意点

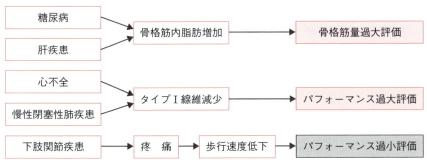

参考文献
1) Komiya H, Mori Y, et al : Effect of intramuscular fat difference on glucose and insulin reaction in oral glucose tolerance test. J Atheroscler Thromb, 13 : 136-142, 2006.
2) Kitajima Y, Hyogo H, et al : Japan Nonalcoholic Fatty Liver Disease Study Group (JSG-NAFLD). Severity of non-alcoholic steatohepatitis is associated with substitution of adipose tissue in skeletal muscle. J Gastroenterol Hepatol, 28 : 1507-1514, 2013.
3) Sarma S, Levine BD : Soothing the sleeping giant: improving skeletal muscle oxygen kinetics and exercise intolerance in HFpEF. J Appl Physiol, 119 : 734-738, 2015.
4) van de Bool C, Gosker HR, et al : Muscle Quality is More Impaired in Sarcopenic Patients With Chronic Obstructive Pulmonary Disease. J Am Med Dir Assoc, 17 : 415-420, 2016.

疾患別のサルコペニアではそれぞれ適切な判定方法はなく，現時点ではEWGSOPやAWGSの判定基準が用いられます．しかし，各疾患においてサルコペニアの特徴が異なり，そのまま用いることで骨格筋量・筋力を過小・過大評価してしまう可能性があるため，各疾患の特性を把握しておくことが大切です．

IV. サルコペニアの対策

予防
治療
運動療法の考え方
栄養療法の考え方
その他

Q31

サルコペニアの予防には どのような生活習慣が必要ですか?

　サルコペニアの予防を行う際には，数多くあるリスク因子の**加齢変化**や**疾患の影響**，さらに**可変的因子の可否**を検討する必要があります．骨格筋の加齢変化は 40〜50 歳頃から生じるため，**壮年期からの予防**が重要と考えられています【図 1】《➡ Q7》．また，サルコペニアの要因は加齢変化や疾患に起因するものなど様々にあります《➡ Q4，7，10》．これらの因子のなかでも加齢など不可逆的因子への介入は難しく，可変的な要因を判断して適切な対策をとっていくことが求められます．

　サルコペニアの可変的因子は**運動**と**栄養**といわれており，いずれも適切な生活習慣により予防することが可能です．生活"習慣"であるため，無理なく継続でき，習慣化されるような工夫が必要といえます．なお，運動や栄養以外にも睡眠やストレスなども関係する可能性がありますが，現時点でははっきりとしたことはわかっていません．

　サルコペニア対策の運動で有用とされるのは**レジスタンス運動**ですが《➡ Q38，39》，サルコペニア予防としての運動効果を適切に検証した報告はなく，レジスタンス運動が予防に不可欠かどうかは明確にされていません．少なくとも，現時点ではコホート研究などの観察研究により，壮年期の何らかの運動習慣がサルコペニアの発生に影響を及ぼしているという情報に留まっています[1]．そのため，**ウォーキング**や**ジョギング**，**サイクリング**や**スイミング**といった**有酸素運動**も軽視せず，楽しみながら身体活動を習慣化させておくことが大切です．

　サルコペニア予防に必要な栄養素としては**たんぱく質**が注目されています．確かに，たんぱく質を摂取しておくことは重要で《➡ Q33》，不足している場合には将来的にサルコペニアやフレイルの状態に陥りやすいと考えられています[2]．しかし，現在の壮年・若年成人においては，たんぱく質が不足するような食事となっていることは少なく，むしろ過栄養となる食習慣を改善しておくことのほうが大切かもしれません【図 2】．こうした食習慣は糖尿病などの**生活習慣病**を引き起こし，それがサルコペニアを招くことになるためです．

図1　筋力・骨格筋の加齢変化と生活習慣

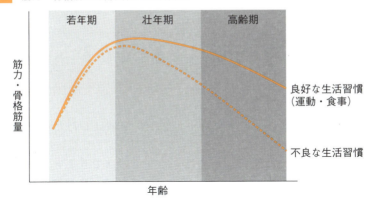

図2　若年者・壮年者と高齢者の食事の違い

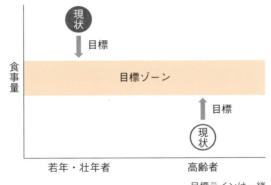

参考文献

1) Akune T, Muraki S, et al : Exercise habits during middle age are associated with lower prevalence of sarcopenia: the ROAD study. Osteoporos Int, 25 : 1081-1088, 2014.
2) Kobayashi S, Asakura K, et al : Three-generation Study of Women on Diets and Health Study Group. High protein intake is associated with low prevalence of frailty among old Japanese women: a multicenter cross-sectional study. Nutr J, 12 : 164, 2013.

> サルコペニアの"予防"のためには，壮年期から運動や栄養など生活習慣を整えておくことが重要です．ただし，サルコペニア対策としての運動や栄養とは少し異なり，有酸素運動を含めて身体活動を推進すること，低栄養のみならず過栄養にも留意しながら食事のバランスを整えておくことが大切です．

Q32

ウォーキングだけでも サルコペニア予防はできますか？

　ウォーキングによってサルコペニア予防を検証したという報告はなく（ウォーキングのみならず，サルコペニアの予防を目的とした介入研究はありません），明確に予防は可能・不可能ということはできません．しかし，高齢者に対するレジスタンス運動としては，**低負荷・高反復の運動**でもよいと考えられています《➡ Q38》．この考えに従えば，ウォーキングは最低限の筋力維持に寄与する可能性があります．また，**ウォーキングは下肢や体幹の抗重力筋を中心に，多くの骨格筋を動員させる全身運動でもあります【図1】**[1]．姿勢保持に関わる抗重力筋は特に加齢による影響を受けやすいと考えられており《➡ Q8》，ウォーキングによってこの加齢変化に抵抗できる可能性があります．

　また，ウォーキングといっても，その実施方法によって効果は大きく変化すると考えられます．たとえば，"ゆっくりのんびりな散歩" よりは **"やや早歩き"** のほうが骨格筋には負荷がかかることになります．常に早歩きを持続するのは難しいので，"5分通常歩き，その後1分早歩き，再び5分通常歩き" というような**インターバル歩行**を取り入れることも良い方法です．また，ウォーキングコースに坂道や階段などを入れるのも良い方法で，平地よりも骨格筋には負荷のかかる運動になります[2]．

一言メモ　歩数計とウォーキングカレンダー

　他の運動と比較して，ウォーキングは習慣化しやすい運動といえますが，それでも継続することは容易ではありません．そのような際には，歩数計などにより日々の活動を捉え，専用カレンダーに書き込むことで，活動を "見える化" することが大切です．ときには，指導者がそのカレンダーをチェックして簡単なフィードバックを行うことにより，一層のモチベーション向上につながります《➡ Q40》．

図1　ウォーキングに動員される筋

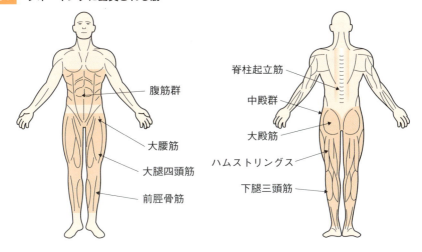

腹筋群
大腰筋
大腿四頭筋
前脛骨筋
脊柱起立筋
中殿群
大殿筋
ハムストリングス
下腿三頭筋

　高齢者を対象に，ウォーキングを介入手段として用いて骨格筋への影響を検証した報告もあります．このような報告によると，積極的なウォーキング介入によって骨格筋量増加などの効果が示されています[3,4]．特に，あまり活動的でない高齢者や身体機能が低下した高齢者を対象とした場合に効果が得られやすいことも示されています．対象者の特性によっては，**たんぱく質補給の併用**なども考慮することが大切と考えられています．

参考文献

1) Winter DA : Biomechanics and Motor control of Human Gait: Normal, Elderly and Pathological. Waterloo Biomechanics Press. Waterloo, Ontario, 1991.
2) Franz JR, Kram R : How does age affect leg muscle activity/coactivity during uphill and downhill walking? Gait Posture, 37 : 378-384, 2013.
3) Kubo K, Ishida Y, et al : Effects of 6 months of walking training on lower limb muscle and tendon in elderly. Scand J Med Sci Sports, 18 : 31-39, 2018.
4) Yamada M, Nishiguchi S, et al : Mail-Based Intervention for Sarcopenia Prevention Increased Anabolic Hormone and Skeletal Muscle Mass in Community-Dwelling Japanese Older Adults: The INE (Intervention by Nutrition and Exercise) Study. J Am Med Dir Assoc, 16 : 654-660, 2015.

ウォーキングによってサルコペニアを予防できるという明確なエビデンスはありません．しかし，サルコペニアの予防につながる可能性は示されており，対象者の特性によってはウォーキングによって骨格筋量や筋力の改善効果が期待できます．

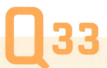

サルコペニアを予防するには，どれくらいのたんぱく質を摂ればよいですか？

　運動によるサルコペニアの予防の可能性と同様に，栄養面においても明確なエビデンスは存在しません．しかし，1日あたりのたんぱく質摂取量が多いほど，除脂肪体重減少の程度を抑制することにつながることが知られています【図1】[1]．高齢者では**筋タンパクの同化抵抗性**があるとされており，この同化抵抗性の改善には運動やたんぱく質摂取が重要と考えられています．

　骨格筋量維持のためのたんぱく質の摂取は，若年者よりも**高齢者**のほうが重要と考えられています．実際，若年者では少量のたんぱく質摂取で筋タンパク合成が促進されるのに対して，高齢者ではより多くのたんぱく質を摂取しなければ筋タンパク合成が促進されないことも示されています【図2】[2]．このような背景により，日本人の**食事摂取基準**（2015年版）では，若年者（0.9 g/kg/日：1日に体重1 kgあたり0.9 gのたんぱく質摂取．たとえば60 kgの人であれば54 g）よりも高齢者（1.06 g/kg/日）のほうが1日のたんぱく質必要量が多く設定されています．なお，骨格筋の強化を目指す場合には，さらに多めに（1.2〜1.5 g/kg/日程度）摂取することが推奨されており，骨格筋の維持にはたんぱく質の摂取が不可欠といえます．

　1日あたりのたんぱく質摂取量も大切ですが，最近では**1食あたりの摂**

図1　**たんぱく質摂取量と除脂肪量減少の関係**（文献1より引用）

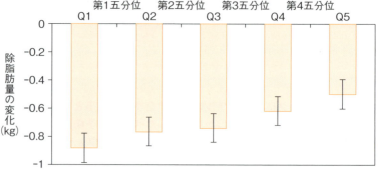

たんぱく質摂取量が少なくなることで，除脂肪量減少の程度が強まることが示されている．

図2　若年者と高齢者における筋タンパク合成の違い（文献2より引用）

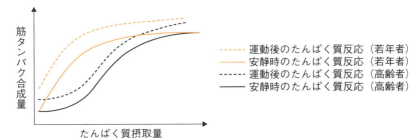

取量の重要性も示されるようになりました．つまり，1日に 1.5 g/kg/日といっても，夕食で8割，昼と朝で1割ずつという摂り方ではなく，3食ともにある程度のたんぱく質を摂っておく必要があるということを意味しています《→ Q44》．1食あたりのたんぱく質摂取量も，やはり高齢者のほうが多く必要と考えられており（海外のデータのためあくまで参考程度になりますが），若年者の 0.24 g/kg/日に対して高齢者では 0.40 g/kg/日と**約1.7倍も多めに摂取**することが求められています[4]．骨格筋量を維持するためにも，**3食ともにバランスのとれた献立**を準備することは大変重要になりそうです．

参考文献
1) Houston DK, Nicklas BJ, et al : Kritchevsky SB; Health ABC Study. Dietary protein intake is associated with lean mass change in older, community-dwelling adults: the Health, Aging, and Body Composition (Health ABC) Study. Am J Clin Nutr, 87 : 150-155, 2008.
2) Dideriksen K, Reitelseder S, et al : Influence of amino acids, dietary protein, and physical activity on muscle mass development in humans. Nutrients, 5 : 852-876, 2013.
3) Phillips SM : Nutritional supplements in support of resistance exercise to counter age-related sarcopenia. Adv Nutr, 6 : 452-460, 2015.
4) Moore DR, Churchward-Venne TA, et al : Protein ingestion to stimulate myofibrillar protein synthesis requires greater relative protein intakes in healthy older versus younger men. J Gerontol A Biol Sci Med Sci, 70 : 57-62, 2015.

> **A**　たんぱく質を摂取することは大切で，より多く摂取しておくことで，その後の骨格筋量減少を抑制することにつながります．ただし，サルコペニアの予防には，どのくらいのたんぱく質摂取が必要かという疑問に対しては明確に回答することができません．現時点では骨格筋の維持のためには 1.0 g/kg/日程度，強化を目指す場合には 1.2〜1.5 g/kg/日程度必要だろうという推奨に留まっています．

Q34

サルコペニアの治療には運動と栄養はどちらも必要ですか?

　筋タンパクは**合成**と**分解**の**ターンオーバー**を繰り返しており《➡ Q7》，バランスのとれたターンオーバーには運動とたんぱく質摂取が求められます．このように繰り返されるターンオーバーのなかで，加齢に伴う合成作用の減弱は，骨格筋量の減少を招くことになります．筋タンパクの合成を促進するためには，**運動による筋収縮**の要素と**たんぱく質（アミノ酸）摂取**の要素が重要と考えられており，両要素を適切に加えることが求められます．通常，若年者では日常生活でそれほど意識しなくとも，ある程度動き（筋収縮を行い），そして1日3回の十分量の食事を摂る（たんぱく質を摂る）という行動をとっています．しかし，高齢になると，このような行動を意識的に行わなければ筋タンパクの同化抵抗性の改善にはつながりにくく，若年者と同じような感覚で生活していると骨格筋は減少傾向を示すことになります．

　現時点で，サルコペニアの対策の柱は**運動**と**栄養**といわれており，治療に際しては両者ともに強化することが推奨されています[1]．事実，両者を併用した介入を実施することで，骨格筋量増加や筋力増強の効果が示されています[2]．そのため最近では，運動（特にレジスタンス運動）を実施する場合には，通常の食事に加えて，たんぱく質やアミノ酸を強化するケースも増えています．ただし，すべての高齢者に対し，食事以外（通常の食事以上）にたんぱく質を追加させるような指導は必要とされていません．

　サルコペニアの治療か予防かにより，たんぱく質の摂り方を調整する必要があります．前述のように，**治療**（対象がサルコペニア高齢者）の場合には，通常の食事にたんぱく質を追加させる有用性が示されていますが，**予防**（対象が健常高齢者）の場合にはたんぱく質を追加することの有用性は認められていません（たんぱく質追加による上乗せ効果が得られにくい）【図1】[3]．これには日常的な食事摂取が関係していると考えられており，健常高齢者の場合には既に十分なたんぱく質を摂取できている場合が多く，このようなケースの場合にはたんぱく質を追加してもあまり上乗せ効果が得られにくいと考えられています[4]．

図1 機能レベル別の対策法

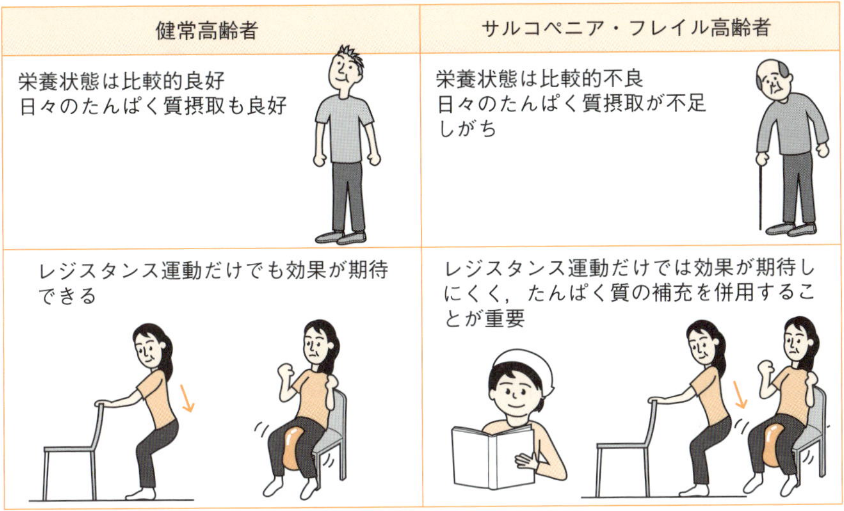

健常高齢者	サルコペニア・フレイル高齢者
栄養状態は比較的良好 日々のたんぱく質摂取も良好	栄養状態は比較的不良 日々のたんぱく質摂取が不足しがち
レジスタンス運動だけでも効果が期待できる	レジスタンス運動だけでは効果が期待しにくく，たんぱく質の補充を併用することが重要

参考文献

1) Arai H, Wakabayashi H, et al : Chapter 4 Treatment of sarcopenia. Geriatr Gerontol Int, 1 : 28-44, 2018.
2) Liao CD, Tsauo JY, et al : Effects of protein supplementation combined with resistance exercise on body composition and physical function in older adults: a systematic review and meta-analysis. Am J Clin Nutr, 106 : 1078-1091, 2017.
3) Ten Haaf DSM, Nuijten MAH, et al : Hopman MTE. Effects of protein supplementation on lean body mass, muscle strength, and physical performance in nonfrail community-dwelling older adults: a systematic review and meta-analysis. Am J Clin Nutr, 108 : 1043-1059, 2018.
4) Thomas DK, Quinn MA, et al : Protein Supplementation Does Not Significantly Augment the Effects of Resistance Exercise Training in Older Adults: A Systematic Review. J Am Med Dir Assoc, 17 : 959, 2016.

A サルコペニアの治療を目的とする場合には，運動と栄養の両者を強化することが大切です．両者を強化することで，いずれか一方の介入時よりも骨格筋量増加や筋力増強といった効果が得られやすく，サルコペニア対策には有用と考えられています．

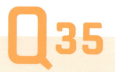

サルコペニアの治療薬はありますか？

　現時点ではサルコペニアの治療薬は存在せず，仮にサルコペニアと判定されても投薬治療を受けることはできません．なお，サルコペニアは国際疾病分類に傷病登録された疾患ですが，わが国の保険診療の適用には入っておらず，サルコペニアの治療を保険診療内で行うことはできません．しかし，国際的には治療薬の開発は進められており，将来的には，わが国でも保険診療内でサルコペニアの投薬治療を受けられるようになる可能性はあります．

　治療薬の可能性として，**ミオスタチンの阻害薬**が注目されています．ミオスタチンは**骨格筋の増殖抑制因子**であり，骨格筋の肥大を阻害する作用を有しています．通常，ミオスタチンの働きにより骨格筋の過剰な肥大が抑制されていますが，ミオスタチンが欠損することで骨格筋の異常発達が認められることも明らかになっています【図1】[1]．なお，ミオスタチンおよびミオスタチン・メッセンジャーRNA は，加齢に伴い増加することが示されています．つまり，高齢者では，ミオスタチンの作用によっても骨格筋量が抑制されやすい状態にあるといえます．

　現在，ミオスタチン阻害薬の開発が動物実験レベルで進められており，サルコペニア治療薬としての応用に期待が寄せられています．わが国でこのような薬剤が使用できるようになるのはまだ先になりそうですが，将来的にはサルコペニアの投薬治療が行われるかもしれません．一方，興味深いことに，レジスタンス運動によってミオスタチン・メッセンジャーRNA が減少するという報告もあります[2]．現時点では，このような運動

図1 ミオスタチンと骨格筋量の関係

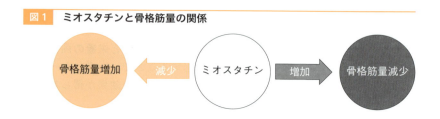

のもつ多面的効果に期待を寄せ，まずは運動を推奨するということが優先度の高い治療方針といえそうです．

参考文献
1) Schuelke M, Wagner KR, et al : Myostatin mutation associated with gross muscle hypertrophy in a child. N Engl J Med, 350 : 2682-2688, 2004.
2) Kim JS, Petrella JK, et al : Load-mediated downregulation of myostatin mRNA is not sufficient to promote myofiber hypertrophy in humans: a cluster analysis. J Appl Physiol, 103 : 1488-1495, 2007.

IV サルコペニアの対策（治療）

現時点ではサルコペニアの治療を保険診療内で行うことはできず，サルコペニアの治療薬も存在しません．しかし，治療薬の開発自体は進められており，ミオスタチン阻害薬の効果が注目されています．まだ先になりそうですが，将来的にはサルコペニアの投薬治療が行われるかもしれません．

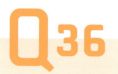

Q36 サルコペニアは改善しますか？

　サルコペニア者を対象としたいくつかの介入試験から、運動や栄養の介入を実施することで、**骨格筋量増加、筋力増強、身体機能向上**などの効果が認められることが示されています[1-3]．つまり、サルコペニアの人の骨格筋機能・運動機能を向上させることは可能といえます．しかし、介入前にヨーロッパやアジアの基準《➡ Q26, 28》を満たしていた対象者が、介入後にサルコペニアでなくなるといった大幅な効果まではあまり示されていないのが現状です．

　サルコペニアの治療成績を判定するうえで重要なポイントは、効果判定のための指標をしっかり設定しておくということです．サルコペニアの判定には**握力、歩行速度（快適条件）、骨格筋量**が用いられることが一般的ですが《➡ Q26, 28》、これらの指標は決して介入によって変化しやすいものではありません．仮に、これらの指標が変化しなかったとしても、骨格筋機能が変化している可能性があり、介入の効果を適切に反映するような指標を計測しておく必要があります．つまり、**スクリーニング指標**と**効果判定指標**は明確に区別しておく必要があります．

 スクリーニング指標と効果判定指標

　スクリーニング指標とは、疾患の発見を目的に行う検査（正常か異常かを判別する検査）のことで、比較的大雑把な指標であることが多く、時間経過や介入によって鋭敏に変化する（反応する）ようなものではないことが多いです．一方、効果判定指標は、何らかの治療効果を判定する指標となり、比較的詳細なものであることが多く、時間経過や介入によって鋭敏に変化する指標であることが多いです．

IV　サルコペニアの対策（治療）

サルコペニアの人に対する効果判定指標としては，**膝伸展筋力，5回立ち座りテスト，最大歩行速度**などがあります．これらに共通する点は，いずれも最大努力下で実施しているということ，比較的細かな単位で計測しているということ，運動の主たるターゲットとなる**下肢筋力**を反映していることなどがあり，運動などの介入効果を鋭敏に反映する指標となっています．なお，骨格筋量《➡ Q21》は筋力と比較して介入効果を反映しにくい指標となっていますが，**位相角**《➡ Q29》や**骨格筋の質**《➡ Q25》などは効果判定指標としても有用です．

参考文献
1) Arai H, Wakabayashi H, et al : Chapter 4 Treatment of sarcopenia. Geriatr Gerontol Int, 18 : 28-44, 2018.
2) Yoshimura Y, Wakabayashi H, et al : Interventions for Treating Sarcopenia: A Systematic Review and Meta-Analysis of Randomized Controlled Studies. J Am Med Dir Assoc, 18 : 553, 2017.
3) Vlietstra L, Hendrickx W, et al : Exercise interventions in healthy older adults with sarcopenia: A systematic review and meta-analysis. Australas J Ageing, 37 :169-183, 2018.

> サルコペニアの人に対して何らかの介入を実施することで，骨格筋量増加，筋力増強，身体機能向上などの効果が認められることが示されています．しかし，サルコペニアだった人が介入により非サルコペニアになるといった大幅な改善効果までは示されていません．

Q37

運動はどのくらいの時間，頻度，期間，実施すればよいですか？

　運動の時間，頻度，期間の設定については，運動指導にあたる多くの人が抱える課題です．しかし，研究ごとに1回あたりの運動時間は異なり，1週間での頻度や期間も異なります．そのため，これらの組み合わせは無数となり，どのような組み合わせが最も効果的かを検証することは困難といえます．

　そこで，筆者らは運動の時間，頻度，期間という指標を一つにまとめ，**総実施時間（1回あたりの時間×1週間あたりの頻度×期間）**という尺度で運動効果について検証しました．高齢者に対して運動介入を実施した151論文それぞれの総実施時間を求め，8〜12時間，13〜24時間，25〜48時間，49〜72時間，73時間以上の5つに分類し，骨格筋量や筋力，また身体機能といったアウトカムへの影響を検証しました．その結果，総実施時間が25時間以上となることで，アウトカムの改善度合いが高まる傾向を示しました【図1】[1]．決して25時間未満では効果がないわけではありませんが，より高く安定した効果を求めるためには**25時間以上（概ね1年間で）の運動が必要**といえそうです．

　運動介入の提供方法については，様々なセッティングにより異なるため，25時間以上という一つの指標を目安に様々な環境に適合させながら実施することが必要です．たとえば，1回60分間の運動を週に1回の頻度でしか指導が行えない場合には，半年以上の期間を設定することで25時間を確保するということになります．また，3カ月の期間しか確保できないという場合には，1回60分間の運動を週に2回実施することで，25時間以上の確保につながります．

　また，直接的な運動指導だけでなく，**自宅での自主運動**をうまく取り入れることも大切です．特に高齢者の場合には運動の量，そして継続が重要になります《➡ Q41》．うまく自主運動を取り入れることで25時間以上の確保につなげ，そして指導期間（運動教室）終了後にも，高齢者自身で運動を継続できるような仕組みを構築しておくことが大切です《➡ Q40, 42》．

図1 各種アウトカムに対する運動の効果

	運動プログラム（全般）	サブグループ解析（総実施時間）				
		8〜12時間	13〜24時間	25〜48時間	49〜72時間	73時間以上
入院	×	—	—	×	—	×
要介護	—	—	—	—	—	—
転倒	○	×	○	○	—	—
転倒外傷	○	—	—	○	—	×
QOL	○	—	○	○	×	×
ADL	○	—	×	×	—	○
うつ	○	—	○	×	×	×
身体活動量	○	—	—	×	—	—
SPPB	○	—	—	○	—	—
移動能力	○	○	×	○	○	×
握力	○	—	×	○	—	—
下肢筋力	○	○	○	○	○	○
立ち座り	○	×	○	○	×	○
BBS	○	—	×	○	—	○
片脚立位	○	○	○	○	×	×
骨格筋量	○	—	○	○	×	×

○：介入効果あり，×：介入効果なし，—：検証できず

参考文献

1) 荒井秀典編：介護予防ガイド　平成30年度老人保健事業推進費等補助金（老人保健健康増進事業）「介護予防の取り組みによる社会保障費抑制効果および科学的根拠と経験を融合させた介護予防ガイドの作成」．メジカルビュー社 2019.

高齢者に対して運動指導を行う場合には，時間，頻度，期間のそれぞれを掛け合わせた総実施時間という指標を意識することが大切です．骨格筋量や筋力などのアウトカムに対しては，この総実施時間を25時間以上に設定することが重要であり，様々な環境に適合させながら25時間以上の確保につなげる必要がありそうです．

Q38

レジスタンス運動はどの程度の負荷をかけるべきですか？

　一般的に，骨格筋量増加や筋力増強を目指したレジスタンス運動を実施する際には，最大挙上重量（1RM：repetition maximum）の 70～80% の**高負荷**で実施することが推奨されています．しかし，近年，対象が高齢者である場合には，必ずしも高負荷な運動でなくても骨格筋量増加および筋力増強効果が得られることが示されるようになり，負荷に対する考え方が少しずつ変化してきました．

　高負荷運動と低負荷運動の効果の違いについては，多くの研究者・臨床家が抱く疑問です．最近では，両方の運動の効果を比較した研究も多く報告されるようになり，メタ解析による検証結果も示されるようになりました．興味深いことに，**両方の運動の骨格筋機能改善効果には明確な差は認められていません**[1]．

　では，骨格筋機能を高めるための規定因子は一体何なのでしょうか．近年，より骨格筋機能を高めるためには，負荷量のみならず**反復回数も重要**であることが示されるようになり，**負荷量と総反復回数（回数 × セット数）を乗じた値である仕事量**が尊重されています[2]．つまり，必ずしも高負荷レジスタンス運動が優勢というわけではなく，低負荷でも高反復回数によるレジスタンス運動を実施することで，ある程度の効果を期待することができます．実際，これまでに報告されている研究から仕事量と筋力改善率の散布図を描くと，負荷量に関係なく，仕事量依存的に筋力改善率が伸びていることがわかります【図1】．

　低負荷運動では，レジスタンス運動よりも有酸素運動の意味合いが強くなるのでは，という考えもありますが，対象が高齢者である場合にはあまりこの点について固執する必要はなさそうです．実は，レジスタンス運動や有酸素運動といった運動の種類に関わらず，いずれの運動でもタイプⅠ・Ⅱ線維ともに増加することが知られています《➡ Q39》[3, 4]．また，前述のように負荷量に関係なく筋力も改善を示すことから，まずは対象となる高齢者が実施しやすい運動を提供することが重要といえそうです．

図1 仕事量と筋力改善率の関係

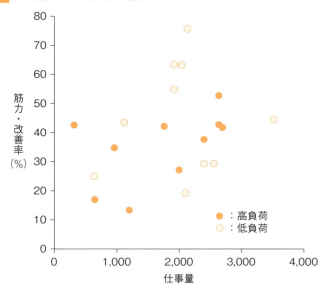

参考文献

1) Schoenfeld BJ, Grgic J, et al : Strength and Hypertrophy Adaptations Between Low- vs. High-Load Resistance Training: A Systematic Review and Meta-analysis. J Strength Cond Res, 31 : 3508-3523, 2017.
2) Csapo R, Alegre LM : Effects of resistance training with moderate vs heavy loads on muscle mass and strength in the elderly: A meta-analysis. Scand J Med Sci Sports, 26 : 995-1006, 2016.
3) Coggan AR, Spina RJ, et al : Skeletal muscle adaptations to endurance training in 60- to 70-yr-old men and women. J Appl Physiol, 72 : 1780-1786, 1992.
4) Churchward-Venne TA, Tieland M, et al : There Are No Nonresponders to Resistance-Type Exercise Training in Older Men and Women. J Am Med Dir Assoc, 16 : 400-411, 2015.

一般的に，骨格筋量増加や筋力増強を目指す場合には高負荷レジスタンス運動が推奨されますが，対象が高齢者である場合には，低負荷でも高反復回数で実施するレジスタンス運動によって骨格筋機能改善を期待することができます．対象者個々の状態に応じ，仕事量を高めたプログラムを提供することが大切です．

Q39 筋力強化にはどのような運動が有用ですか？

　高齢者に対しては，運動種目にかかわらず何らかの運動介入を実施することで筋力増強効果は得られやすいといえます．高齢者に対して運動介入を実施した151論文のメタ解析より，**レジスタンス運動**，**バランス運動**，**有酸素運動**などの運動プログラムを実施することにより，骨格筋量増加や筋力増強効果が得られることがわかりました【図1】[1]．骨格筋強化にはレジスタンス運動が必須と考えがちですが，高齢者に対してはレジスタンス運動のみが効果を示すというわけではなさそうです．サルコペニアの予防・治療目的で運動を実施する際には**継続**が極めて重要な要素になるため《→ Q40，41》，まずは特定の運動種目に固執せず，**実施しやすい運動**を選択していくことが大切です．

　ただし，様々にある運動のなかでも，やはり最も骨格筋量増加や筋力増強効果が得られやすいのは**レジスタンス運動**であり，高齢者に対しては，**レジスタンス運動を含むプログラム**の実施が必要といえそうです．前述のメタ解析のなかでは，運動種目別の効果の検証も実施しており，レジスタンス運動の骨格筋に対する効果は他の運動よりも秀でていることが示されています．このような結果は，他のメタ解析からも同様の結果が示されており[2]，フレイルやサルコペニアなど各種ガイドラインのなかでもレジスタンス運動の実施が推奨されています[3]．

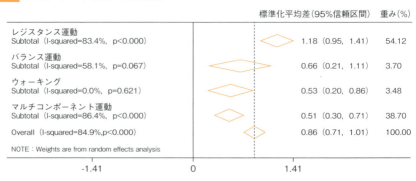

図1　運動による下肢筋力増強効果（文献1より引用）

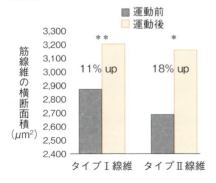

図2 有酸素運動の効果 (文献4より引用)

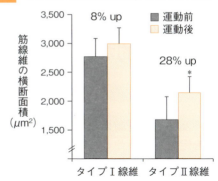

図3 レジスタンス運動の効果 (文献5より引用)

　有酸素運動ではタイプⅠ線維が，レジスタンス運動ではタイプⅡ線維が選択的に強化される印象がありますが，高齢者の場合にはそこまで選択的な強化にはつながらないことも示されています．実際，有酸素運動の実施によりタイプⅠ線維もタイプⅡ線維も増加すること【図2】[4]，同様にレジスタンス運動の実施によっても両線維が増加もしくは増加傾向を示すことが示されています【図3】[5]．もちろん，効果の程度に差はあるものの，高齢者に対してはレジスタンス運動を実施しても有酸素運動を実施しても，両筋線維とも強化することにつながるといえそうです．

参考文献

1) 荒井秀典編：介護予防ガイド　平成30年度老人保健事業推進費等補助金（老人保健健康増進事業），介護予防の取り組みによる社会保障費抑制効果および科学的根拠と経験を融合させた介護予防ガイドの作成．メジカルビュー社，2019．
2) Borde R, Hortobágyi T, et al : Dose-Response Relationships of Resistance Training in Healthy Old Adults: A Systematic Review and Meta-Analysis. Sports Med, 45 : 1693-1720, 2015.
3) Dent E, Lien C, et al : The Asia-Pacific Clinical Practice Guidelines for the Management of Frailty. J Am Med Dir Assoc, 18 : 564-575, 2017.
4) Coggan AR, Spina RJ, et al : Skeletal muscle adaptations to endurance training in 60- to 70-yr-old men and women. J Appl Physiol, 72 : 1780-1786, 1992.
5) Churchward-Venne TA, Tieland M, Verdijk LB, Leenders M, Dirks ML, de Groot LC, van Loon LJ. There Are No Nonresponders to Resistance-Type Exercise Training in Older Men and Women. J Am Med Dir Assoc, 16 : 400-411, 2015.

　高齢者に対しては，運動種目にかかわらず何らかの運動を実施することで筋力強化につながりそうです．ただし，より大きな効果（骨格筋量増加および筋力増強効果）を目指す場合にはレジスタンス運動が重要です．対象者個々の状態に合わせながら，適切な運動内容を検討することが求められます．

Q40 運動定着(習慣化)に効果的な方法はありますか?

高齢者の運動機能向上,そして維持をさせるためには《→Q41》,運動を定着させること(習慣化)は大きな課題であり,その達成のために筆者らは3つのステップを推奨しています.つまり,①**歩数計などのデバイスを装着してもらう**,②**身体活動を記録してもらう**,③**フィードバックを提供する**,というステップです.対象者の状況に応じて,どのステップまで指導を行うかを調整します.

一般的に,①歩数計などのデバイスを装着することで身体活動量は高まると考えられています【図1】.実際,このデバイス装着により身体活動促進に対する**使命感**が生じ,未装着時よりも身体活動量が増加することが多くあります.また,このようなデバイスにより自身の活動状況を"**見える化**"することで,日々の活動程度を客観的に捉え,**自身による目標設定,意識変容,行動変容**につながると考えられています.しかし,上記の①だけでは定着せずに脱落してしまう人が多くいることも確かです.

②の身体活動の記録については,①による活動量の把握を強化する目的で行います.歩数計をはじめとする各種身体活動量計測デバイスには日々の活動量を記録するメモリが搭載されていたり,スマートフォンなどに接続することで過去の記録を振り返って確認することが可能となっています.しかし,運動意欲があまり高くない高齢者の場合,このように記録が自動的に更新されるデバイスでは,どうしても意識が低くなる傾向にあります.そこで,専用のカレンダーを提供し,そこに歩数などの活動を記録することを推奨しています【図2】.デバイス内蔵メモリとは異なり,**自身で記録を記入**することで,より運動への意識を高く保つことにつながります.なお,歩数の記録だけでなく,何らかの自主運動を課した場合には,運動実施時に印をつける,回数を記録するといった応用も可能で

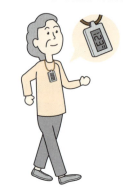

図1 歩数計などのデバイスによる運動の定着

Ⅳ サルコペニアの対策(運動療法の考え方)

図2 活動記録用カレンダーの例

	月	火	水	木	金	土	日
	1	2	3	4	5	6	7
歩数	歩	歩	歩	歩	歩	歩	歩
食事	多い・普通・少ない	多い・普通・少ない	多い・普通・少ない	多い・普通・少ない	多い・普通・少ない	多い・普通・少ない	多い・普通・少ない
睡眠	時間 満足・不満	時間 満足・不満	時間 満足・不満	時間 満足・不満	時間 満足・不満	時間 満足・不満	時間 満足・不満
	8	9	10	11	12	13	14
歩数	歩	歩	歩	歩	歩	歩	歩
食事	多い・普通・少ない	多い・普通・少ない	多い・普通・少ない	多い・普通・少ない	多い・普通・少ない	多い・普通・少ない	多い・普通・少ない
睡眠	時間 満足・不満	時間 満足・不満	時間 満足・不満	時間 満足・不満	時間 満足・不満	時間 満足・不満	時間 満足・不満
	15	16	17	18	19	20	21
歩数	歩	歩	歩	歩	歩	歩	歩
食事	多い・普通・少ない	多い・普通・少ない	多い・普通・少ない	多い・普通・少ない	多い・普通・少ない	多い・普通・少ない	多い・普通・少ない
睡眠	時間 満足・不満	時間 満足・不満	時間 満足・不満	時間 満足・不満	時間 満足・不満	時間 満足・不満	時間 満足・不満
	22	23	24	25	26	27	28
歩数	歩	歩	歩	歩	歩	歩	歩
食事	多い・普通・少ない	多い・普通・少ない	多い・普通・少ない	多い・普通・少ない	多い・普通・少ない	多い・普通・少ない	多い・普通・少ない
睡眠	時間 満足・不満	時間 満足・不満	時間 満足・不満	時間 満足・不満	時間 満足・不満	時間 満足・不満	時間 満足・不満
	29	30	31	メモ			
歩数	歩	歩	歩				
食事	多い・普通・少ない	多い・普通・少ない	多い・普通・少ない				
睡眠	時間 満足・不満	時間 満足・不満	時間 満足・不満				

	月	火	水
	1	2	3
歩数	9,874 歩	5,154 歩	8,365 歩
食事	多い・⦅普通⦆・少ない	多い・普通・⦅少ない⦆	多い・⦅普通⦆・少ない
睡眠	時間 ⦅満足⦆・不満	時間 ⦅満足⦆・不満	時間 ⦅満足⦆・不満

IV ― サルコペニアの対策（運動療法の考え方）

す．しかし，やはり高齢者自身で運動を継続し続けることは容易ではありません．

③のフィードバックは，何らかの機会（外来診察時や運動指導日，体力測定日など）の際に，②の記録用紙を持参してもらい，それに対してフィードバックを行うというものです．可能であれば，活動状況に応じたコメントを添えるのが最良ですが，それ以外にも確認したという形を指導者の押印により示す，「よく頑張っていますね」という声掛けをする，といった簡単な対応でも高齢者にとっては意味のあるフィードバックになり，運動定着に大きく貢献することになります．

高齢者の運動定着（習慣化）を目指すためには，①歩数計などのデバイスを装着してもらう，②身体活動を記録してもらう，③フィードバックを提供する，という３つのステップが有用です．対象者の運動意欲や運動定着状況に応じて，どのステップの指導を行うかを調整します．

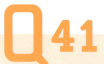

レジスタンス運動の効果はどのくらい持続しますか？

　レジスタンス運動により，骨格筋量増加や筋力増強，それに身体機能向上効果が認められることが確認されていますが《→Q38, 39》，このような効果は決して永続的なものではありません．レジスタンス運動をはじめとする運動の効果はそれほど長く持続せず，比較的早期に元の状態まで戻ってしまうことが知られています．このような効果の減弱は有害健康転帰の発生につながるため，骨格筋に対する効果を持続させ，健康寿命の延伸につなげるためには**運動の継続（もしくは再開）が必要**となります．

　レジスタンス運動の実施により獲得した骨格筋量および筋力は，**運動実施期間の約2倍の期間で元の状態へ戻る**ことが知られています．12週間のレジスタンス運動を実施した研究によると，この運動期間で獲得した骨格筋量増加および筋力増強効果は，運動終了とともに減弱し始め，運動休止12週間で効果は半減，運動休止24週間で効果はほぼ消失することが示されています【図1】[1-3]．そのため，運動期間と同等の期間は休止してもよいが，それ以上の休止期間は設けずに運動を再開することが推奨されています．しかし，高齢者に運動の実施，休止，再開を指導することは難しく，基本的には**運動を継続・習慣化**させていくことが大切と思われます．

　日常生活を維持し有害健康転帰の発生を予防するためには，**運動の総実**

> 図1　**12週間のレジスタンス運動と24週間の運動休止の影響**（文献1〜3を基に作図）

Ⅳ　サルコペニアの対策（運動療法の考え方）

88

施時間を確保し《➡ Q37》，仕事量（負荷量 × 反復回数）を高め《➡ Q38》，そして**運動を継続**することが大切になります．このような視点に立てば，高齢者に対しては単に歯を食いしばって懸命に行うような運動だけでなく，和やかに馴染みやすく，そして続けやすいような運動を処方していくことが大切になります．特に，"継続"というキーワードをいかすためには，なるべく生活の一部に落とし込めるような工夫も必要です．運動指導にあたる際には，対象者の個性や環境も鑑みながら，運動を継続していく仕組み作りが求められます《➡ Q40, 42》．

参考文献

1) Zech A, Drey M, et al : Residual effects of muscle strength and muscle power training and detraining on physical function in community-dwelling prefrail older adults: a randomized controlled trial. BMC Geriatr, 12 : 68, 2012.
2) Yasuda T, Fukumura K, et al : Effects of detraining after blood flow-restricted low-intensity training on muscle size and strength in older adults. Aging Clin Exp Res, 26 : 561-564, 2014.
3) Taaffe DR, Henwood TR, et al : Alterations in muscle attenuation following detraining and retraining in resistance-trained older adults. Gerontology, 55 : 217-223, 2009.

レジスタンス運動の効果は永続的ではなく，運動実施により獲得した骨格筋量および筋力は，運動実施期間の約2倍の期間の運動休止により元の状態へ戻ってしまいます．このような特徴を把握したうえで，運動を継続できるように指導していくことが求められます．

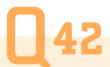

地域で実施している体操に参加すればサルコペニアは予防・改善しますか？

　地域では**介護予防事業**を中心に様々な体操が行われています（ここでいう体操は，スポーツクラブが実施しているようなものは除きます）《→ Q50》．たとえば，地方自治体の主導で開催している介護予防を目的とした**体操教室**や住民が主体的に実施している**通いの場（自主グループ）**などがあります【図1】．現時点で，これらへの参加がサルコペニアの予防や改善につながるというエビデンスはありませんが，**身体機能を高め介護予防につながる**効果は示されています[1]．

　地域で実施する体操教室（特に住民主導のもの）の場合，医療機関やスポーツ専門機関で実施する場合と比較して，確かにいくつかの劣っている（十分ではない）点はあります．地域で実施する体操教室の場合，高負荷なレジスタンス運動を実施することは難しく，多くの場合が**自重**や**ゴムバンド**などを用いた運動に留まります．しかし，このような低負荷な運動でも**高反復回数で仕事量を高めに設定する**ことで筋力増強効果を期待することができます《→ Q38》．また，骨関節疾患や呼吸循環器疾患などの基礎疾患を有するような場合，どうしても専門的な対応がとりにくく，どのような対象者に対しても有用なプログラムを提供できるとは言いきれません．ただし最近では，住民主体の場にも理学療法士や作業療法士など専門家が出向く機会も増えており，適切な運動プログラムを提供してもらうことも可能です．

　一方で，地域の体操教室のほうが秀でているという点もあります．住民

> **一言メモ　通いの場**
>
> 　介護予防のための通いの場とは，地域住民が主体的に運営し，近隣住民の方々と一緒に日常的に交流がもてるような場のことを指します．公民館などを利用することが多いですが，お寺や空き家などを活用している例もあります．また，ここでは体操を実施していることを前提としましたが，体操のみならず食事や喫茶，趣味活動など，活動内容は様々です．

Ⅳ　サルコペニアの対策（運動療法の考え方）

図1 通いの場での運動の例

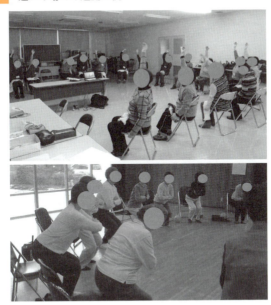

主体で実施する体操教室の場合，期間が限定的であることは少なく，週に1回の頻度で**無期限で実施される**場合がほとんどです．運動を実施する際，運動内容の選択も重要になりますが，**運動の総実施時間**《➡ Q37》や**継続性**《➡ Q41》の担保も同じく重要な要素になります．**仲間の存在**も運動継続の重要な因子になるため，体操教室への参加は身体機能の維持のために重要な対策といえそうです．

参考文献
1) Yamada M, Arai H : Self-Management Group Exercise Extends Healthy Life Expectancy in Frail Community-Dwelling Older Adults. Int J Environ Res Public Health, 14 : 531, 2017.

地域で実施している体操がサルコペニアの予防・改善につながるといった明確なエビデンスはありません．しかし，このような場への参加が要介護の予防につながることは示されています．仲間と一緒に継続的に体操が実施できるという点が，身体機能の維持・向上に寄与する可能性は大きいと考えられます．

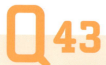

運動とたんぱく質摂取のタイミングはどう考えるべきですか？

　たんぱく質やアミノ酸摂取のタイミングは，多くの場面で直面する課題です．一般的には，レジスタンス運動直後に摂取することが推奨されていますが，これはどういったケースでもベストな選択というわけではなさそうです．特に，アミノ酸を摂取する場合とたんぱく質を摂取する場合，若年者の場合と高齢者の場合という，マトリックス図でその対応を講じる必要がありそうです【図1】．

　そもそも，**運動直後にたんぱく質摂取が推奨されているのはなぜでしょうか**．これは運動後に高まる筋タンパク合成促進に合わせるためと考えられています．若年者も高齢者も共通して，**運動1〜2時間後に筋タンパク合成反応が高まる**と考えられています【図2】[1]．このタイミングで血中アミノ酸濃度が高まっていることが理想とされており，そのため，運動後にたんぱく質を摂取することが適切と考えられています．ここで重要なのは，**運動後に高まる筋タンパク合成に合わせて，血中アミノ酸濃度を高めておく**という点です．

　アミノ酸を摂取する場合では，若年者であっても高齢者であっても運動直後を"良"とする方向で概ね問題ないと考えられています．ただし，なかには運動前や運動中でも有用とする考えもあり，運動に近いタイミングで摂取しておくことで筋タンパク合成を促進することが可能と考えられています．これはアミノ酸摂取後，早期に血中アミノ酸濃度が上昇すること

IV　サルコペニアの対策（栄養療法の考え方）

図1　たんぱく質摂取のタイミング

	アミノ酸	たんぱく質
高齢者	運動直後 （もしくは直前・運動中）	主に午前中 3食のたんぱく質摂取量を考慮して決定
若年者	運動直後 （もしくは直前・運動中）	運動直後 （もしくは直前・運動中）

図2 運動後の筋タンパク合成量の推移（文献1より引用）

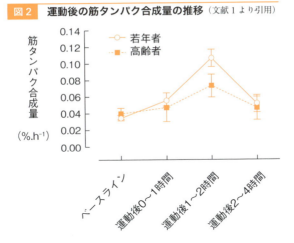

に起因しています．

　一方，たんぱく質摂取の場合には，若年者と高齢者とでその傾向は異なることが知られています．たんぱく質を摂取した場合には，体内でアミノ酸に分解する過程が必要となります．この過程に加齢変化が影響し，**若年者の場合には摂取1時間後にはアミノ酸血中濃度がピークに達するのに対し，高齢者の場合には摂取後3時間でピークに達する**とされています[2]．つまり，高齢者の場合，運動1〜2時間後の筋タンパク合成上昇のタイミングに間に合っていないことになります．そのため，高齢者にたんぱく質摂取を促す場合には，運動直後とは別の効果的な摂取方法を検討する必要があります《➡Q44》．

参考文献
1) Kumar V, Selby A, et al : Age-related differences in the dose-response relationship of muscle protein synthesis to resistance exercise in young and old men. J Physiol, 587 : 211-217, 2009.
2) Milan AM, D'Souza RF, et al : Older Adults Have Delayed Amino Acid Absorption after a High Protein Mixed Breakfast Meal. J Nutr Health Aging, 19 : 839-845, 2015.

運動とたんぱく質摂取のタイミングを考える場合には，若年者と高齢者，アミノ酸とたんぱく質によるマトリックス図から，それぞれに応じた戦略を講じる必要があります．特にたんぱく質の場合には，若年者と高齢者では大きく傾向が異なることを把握しておかなければなりません．

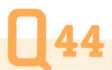

たんぱく質の摂取は3食のなかでいつ強化するべきでしょうか？

　一般的には、運動直後のたんぱく質摂取が推奨されますが、高齢者の場合には、必ずしもこの考えが適応になるわけではありません《➡ Q43》。このようななかで、近年、あらためて3食（朝食、昼食、夕食）のたんぱく質摂取量バランスを整える意義が示されるようになってきました。高齢者に限らず、**朝食**のたんぱく質摂取量は他の2食と比較して相対的に少なくなることが多く、逆に夕食が多くなる傾向にあります[1]。このような3食間でのたんぱく質摂取量のバラツキは、筋タンパク合成反応を減弱させるとともに[2]、フレイルの有病とも関係することが知られています[3]。そのため、**たんぱく質の推奨量である1.06 g/kg/日以上を維持したうえで**《➡ Q33》、なるべく3食間でのバラツキをなくし**均一に摂取**することが理想といえます。

　現在の推奨では、1日あたりのたんぱく質摂取量が定められているにすぎず[4]、1食あたりにどの程度たんぱく質を摂るべきか、という点については特別な推奨はありません。しかし、骨格筋量を維持するために必要となる1食あたりのたんぱく質摂取量を検討した研究によると、若年者では0.24 g/kgであったのに対して、高齢者では0.40 g/kgとされています【図1】[5]。この調査は欧米で実施されたものであり、必ずしもこの数値が日本人にあてはまるわけではありませんが、高齢者では若年者以上に毎食での適切なたんぱく質摂取を心掛ける必要がありそうです。

　骨格筋保護の観点では、たんぱく質摂取量が少なくなりがちな食事を強化することが大切です。一般的には、朝食時のたんぱく質摂取量が相対的に少量であることが多いため、ここでのたんぱく質を強化することが重要といえま

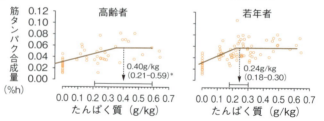

図1　高齢者と若年者における1食あたりのたんぱく質摂取量（文献5より引用）

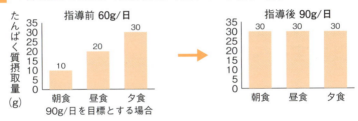

図2 1日あたりのたんぱく質摂取量が不足している場合の指導

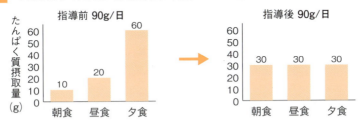

図3 1日あたりのたんぱく質摂取量が充足している場合の指導

す．ただし，朝食に限らず，対象者個々において3食のなかで相対的に少量となる食事の際にはたんぱく質を強化すべきといえます【図2】．また，現状で1日推奨量以上を摂取できていても，3食間のバラツキが大きければ骨格筋保護の観点からは不適切となります．そのため，**相対的に多く摂取できている食事から少ない食事へと分配していく**という考えも重要になります【図3】．

参考文献

1) Ishikawa-Takata K, Takimoto H：Current protein and amino acid intakes among Japanese people: Analysis of the 2012 National Health and Nutrition Survey. Geriatr Gerontol Int, 18：723-731, 2018.
2) Paddon-Jones D, Campbell WW, et al：Protein and healthy aging. Am J Clin Nutr, 161：1339-1345, 2015.
3) Bollwein J, Diekmann R, et al：Distribution but not amount of protein intake is associated with frailty: a cross-sectional investigation in the region of Nürnberg. Nutr J, 12：109, 2013.
4) 菱田 明, 佐々木 敏 監：日本人の食事摂取基準［2015年版］．第一出版，2014，pp373-396.
5) Moore DR, Churchward-Venne TA, et al：Protein ingestion to stimulate myofibrillar protein synthesis requires greater relative protein intakes in healthy older versus younger men. J Gerontol A Biol Sci Med Sci, 70：57-62, 2015.

> **A** たんぱく質は，朝，昼，夕の3食それぞれでバランスよく均一に摂れることが理想です．一般的には朝食が相対的に少量になりがちなので，朝食時のたんぱく質強化が勧められることが多いです．しかし，朝食に限らず，対象者個々において3食のなかで相対的に少量となりやすい食事の際にはたんぱく質を強化すべきといえます．

Q45

通常の食事よりもサプリメントを優先して摂取するべきですか?

　たんぱく質やビタミンDの摂取がサルコペニアの予防・改善に寄与すると考えられていますが《➡ Q33, 34, 46, 47》, これらの効果を示した先行研究の多くはサプリメントを使用しています. そのため,「サルコペニア対策にはサプリメントが必要」と考えられがちです. しかし, 実際にはこれらはいずれも**天然食材により摂取可能**であるため, **まずは食習慣を見直すことから始め, そのうえでサプリメントの導入を検討する**ことを勧めます.

　先行研究において, サプリメントが用いられている理由には大きく2つあると考えられます. 1つは, **統制の問題**です. たとえば, 日常の食事から「たんぱく質を10 g増加させる」という介入を検討する場合, 食材の提供により10 g増加を目指そうとすると, 食材間でのバラツキがあり均一にたんぱく質を10 g増加させることは容易ではありません. もう1つの問題は**効率**です. たんぱく質含有量の多い食材といっても, 100 gの肉や魚の摂取により, そのまま100 gのたんぱく質が摂れるわけではありません. たとえば, 牛サーロイン100 g中のたんぱく質含有量は16.5 g, 鶏ささみ肉100 gでも23 gです【図1】. つまり, 多くのたんぱく質を摂るためには食事量をある程度増やす必要があり, 食の細い高齢者にとっては容易に解消できる問題ではありません. このような理由により, サルコペニア対策としてはサプリメントを用いることが多いのが現状です.

　しかし, 上記のような問題が解消できるのであれば, たんぱく質含有量の多い食材によりサルコペニア対策をとることは可能です. オーストラリアで実施された介入試験ですが, 高齢者に対して積極的(高頻度)に牛肉(赤身)を摂ってもらうという介入と運動を組み合わせることで, 骨格筋量増加や筋力増強に成功したという報告があります[1]. 食事には文化的背景や嗜好の影響もあり, このような報告をそのまま日本人へ応用することは難しいと思われます. しかし, **天然食材からも骨格筋に対して好影響を及ぼす**という成果は重要で, **大豆製品**や**乳製品**なども含めて, 通常の食事のたんぱく質強化によって骨格筋を強化できる可能性は十分にあるといえます.

図1 たんぱく質含有量の多い食材の例

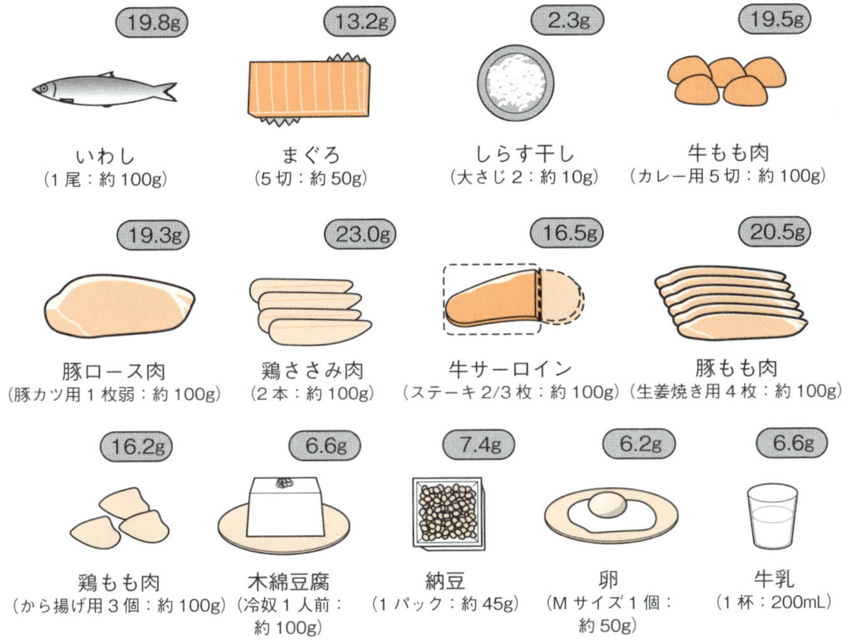

食材	たんぱく質量	目安
いわし	19.8g	1尾：約100g
まぐろ	13.2g	5切：約50g
しらす干し	2.3g	大さじ2：約10g
牛もも肉	19.5g	カレー用5切：約100g
豚ロース肉	19.3g	豚カツ用1枚弱：約100g
鶏ささみ肉	23.0g	2本：約100g
牛サーロイン	16.5g	ステーキ2/3枚：約100g
豚もも肉	20.5g	生姜焼き用4枚：約100g
鶏もも肉	16.2g	から揚げ用3個：約100g
木綿豆腐	6.6g	冷奴1人前：約100g
納豆	7.4g	1パック：約45g
卵	6.2g	Mサイズ1個：約50g
牛乳	6.6g	1杯：200mL

参考文献

1) Daly RM, O'Connell SL, et al : Protein-enriched diet, with the use of lean red meat, combined with progressive resistance training enhances lean tissue mass and muscle strength and reduces circulating IL-6 concentrations in elderly women: a cluster randomized controlled trial. Am J Clin Nutr, 99 : 899-910, 2014.

Ⅳ サルコペニアの対策（栄養療法の考え方）

A サルコペニア対策では必ずしもサプリメントが推奨されているわけではありません．統制や効率の点から，研究ではサプリメントが用いられることが多いですが，天然食材の強化により骨格筋の機能を高めることが可能です．そのため，まずは食習慣の見直しから始めることをお勧めします．

Q46

たんぱく質以外に摂取するべき栄養素はありますか?

　骨格筋保護・強化の観点で，たんぱく質は極めて重要な栄養素ですが，**ビタミンD**も骨格筋にとって重要な栄養素と考えられています．ビタミンDは日照暴露により皮膚でその前駆物質が合成されることが知られていますが，高齢になると**食事からの摂取**がより重要になると考えられています．これは皮膚での生産量が減少することに起因していますが，それ以外にも日照暴露の影響は地域や季節により異なることが指摘されているためです．ビタミンDは**魚やキノコ類**に豊富に含まれるため，日常的にこれらを意識的に摂取することが大切といえます．

　体内のビタミンDの充足状態を調べる際には，**血中25水酸化ビタミンD**〔**25（OH）D**：25-hydroxyvitamin D〕が用いられることが多く，30 ng/mL以上で充足，20〜30 ng/mLで不足，20 ng/mL未満で欠乏と判定します．25（OH）Dが20 ng/mL未満となると，サルコペニアの有病率が高まること[2]，歩行に影響をきたすこと[3]，転倒や骨折リスクが高まること[4]，フレイルの有病率が高まることなどが報告されています[5]．また近年では，ビタミンDを補充することによって，**筋力の改善**や**転倒予防の効果**が示されるようになってきました《➡ Q47》[6]．

　ビタミンDの骨格筋に対する作用機序については，いまだ十分な解明には至っていません．そのなかで，タイプⅡ線維（速筋線維）の表面にある**ビタミンDレセプター**が，ビタミンDを骨格筋に取り込むことで収縮力を

一言メモ　ビタミンDの摂取

　「日本人の食事摂取基準」2015年版によると[1]，ビタミンDの摂取目安量は5.5 μg/日，その上限量は100 μg/日とされています．食品100 gあたりのビタミンD含有量では，さけ（32.0 μg），さんま（19.0 μg），しめじ（2.2 μg）など，魚やキノコ類に豊富に含まれています【図1】．たんぱく質よりも食材が限られるため，5.5 μg/日とするためには意識的に摂取する必要がありそうです．

図1 ビタミンDを含む食材例

さけ（1切れ：約100g）	さんま（1切れ：約100g）	ぶり（大きめの1切れ：約100g）
32.0μg	19.0μg	8.0μg

卵（Mサイズ1個：約50g）	しめじ（1房：約100g）	乾燥しいたけ（小）（3枚：約6g）
32.0μg	2.2μg	2.2μg

増強させるという仮説が支持されています．つまり，ビタミンDが充足していれば筋出力が発揮しやすく，不足・欠乏すると筋出力が発揮しにくい状態になると考えられています．そのため，ビタミンDを日常的に補給しておくことはサルコペニア対策に重要といえます．

参考文献

1) 菱田 明, 佐々木 敏 監：日本人の食事摂取基準［2015年版］．第一出版, 2014, pp373-396.
2) Ko MJ, Yun S, et al：Relation of serum 25-hydroxyvitamin D status with skeletal muscle mass by sex and age group among Korean adults. Br J Nutr, 114：1838-1844, 2015.
3) Bischoff-Ferrari HA, Dietrich T, et al：Higher 25-hydroxyvitamin D concentrations are associated with better lower-extremity function in both active and inactive persons aged > or =60 y. Am J Clin Nutr, 80：752-758, 2004.
4) Shimizu Y, Kim H, et al：Serum 25-hydroxyvitamin D level and risk of falls in Japanese community-dwelling elderly women: a 1-year follow-up study. Osteoporos Int, 26：2185-2192, 2015.
5) Tajar A, Lee DM, et al：The association of frailty with serum 25-hydroxyvitamin D and parathyroid hormone levels in older European men. Age Ageing, 42：352-359, 2013.
6) Beaudart C, Buckinx F, et al：The effects of vitamin D on skeletal muscle strength, muscle mass, and muscle power: a systematic review and meta-analysis of randomized controlled trials. J Clin Endocrinol Metab, 99：4336-4345, 2014.

A サルコペニア対策を考えた場合，たんぱく質以外に摂取するべき栄養素としてビタミンDがあげられます．ビタミンDの欠乏は，サルコペニアやフレイル，転倒や骨折などを招くことが示されているため，5.5μg/日の摂取を目安に，魚やキノコ類から意識的に摂取する必要があります．

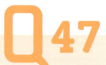

ビタミンDの補給により筋力も骨格筋量も改善しますか？

ビタミンDの欠乏は，サルコペニアやフレイル，転倒や骨折などの**有害健康転帰**の発生に関連することから《➡Q46》，ビタミンDを摂取することによる効果が注目されています．ビタミンDの骨格筋に対する作用は不明なことも多く，明確な結論に至っているとは言いにくいですが，少なくともその制限については理解しておく必要がありそうです．

ビタミンDの補給により，筋力は改善しそうですが，**骨格筋量については寄与しにくい**ことが示されています．骨格筋に対するビタミンDの作用は**収縮力を増強させる**点にあり《➡Q46》，ビタミンDの補給によって筋力は増加することが示されていますが，骨格筋量に対する効果は示されていません【図1】[1]．**骨格筋量の改善には運動やたんぱく質摂取が重要**であり《➡Q34》，サルコペニア対策としてはこれらとビタミンD摂取との併用を検討することが必要となりそうです．

また，ビタミンDの補給による効果は，介入開始時の**血中25水酸化ビタミンD〔25(OH)D：25-hydroxyvitamin D〕の濃度に依存**するようです（ビタミンDが欠乏しているのか否か）．ビタミンDの補給による転倒予防効果を検討した研究によると，ビタミンDが欠乏している高齢者においてはビタミンDの補給による転倒予防効果が認められていますが，充足例では補給効果は認められていません．たんぱく質も同様ですが《➡Q34》，ビタミンDの場合にも日常的に適切量を摂取できている場合には補給効果は

一言メモ　ビタミンDの摂取源

国別にビタミンDの摂取源を調べた調査では，大変興味深いデータが示されています．日本人では9割以上が魚からビタミンDを補給していたのに対して，アメリカ人ではミルクとサプリメントが4割ずつとなっていました[2]．食事に関する研究報告は世界中からなされますが，それぞれに食文化が異なるため，そのままの情報を活用するのではなく，まずは日本人向けに解釈する必要がありそうです．

図1 ビタミンDの補給による骨格筋量への効果 （文献1より引用）

筋力

研究	下限	上限	P値
Barker et al. 2012	-0.778	0.976	0.824
Binder E. 1995	-0.759	0.820	0.940
Bischoff et al. 2003	-0.376	0.622	0.629
Brunner et al. 2008	-0.055	0.107	0.526
Bunout et al. 2006	-0.384	0.750	0.527
Camillo et al. 2012	-0.738	0.911	0.837
Close et al. 2012	-0.021	2.727	0.054
Dhesi et al. 2004	-0.240	0.425	0.585
El-Hajj Fuleihan et al. 2006	-0.138	0.589	0.224
Glendenning et al. 2012	-0.178	0.122	0.715
Goswemi et al. 2012	-0.682	0.167	0.236
Gady et al.	-0.803	-0.003	0.048
Gupta et al. 2010	-0.324	0.923	0.346
Hara et al. 2013	-0.203	0.609	0.328
Homickx et al. 2012	-0.113	1.022	0.116
Janssen et al. 2010	-0.343	0.595	0.599
Kampman et all.2012	-0.518	0.434	0.863
Kenny et al. 2003	-0.544	0.469	0.884
Knutsen et al. 2014	-0.504	0.146	0.280
Kukuljan et al. 2009	0.055	0.897	0.027
Latham et al. 2003	-0.251	0.251	1.000
Pfeifer et al. 2009	-0.025	0.480	0.078
Sato et al. 2005	2.183	3.298	0.000
Smedshaug et al. 2007	-0.818	0.202	0.237
Songpetanasilp et al. 2009	0.158	1.414	0.014
Verhaar et al. 2000	-0.285	1.246	0.218
Ward et al. 2014	-0.191	0.737	0.249
Wood et al. 2014	-0.446	0.115	0.248
Zhu et al. 2010	-0.205	0.281	0.759
	0.031	0.310	0.017

Favours Control　Favours Vitamin D

骨格筋量

研究	下限	上限	P値
Bunout et al. 2006	-0.502	0.629	0.826
Camillo et al. 2013	-1.163	0.497	0.431
El-Hajj Fuleihan et al. 2005	0.035	0.781	0.032
Kukuljan et al. 2009	-0.361	0.471	0.796
Merios et al. 2009	-0.487	0.419	0.882
Wood et al. 2014	-0.366	0.220	0.624
	-0.118	0.233	0.520

Favours Control　Favours Vitamin D

認められにくく，適応例を適切に見極める必要がありそうです．

参考文献

1) Beaudart C, Buckinx F, et al : The effects of vitamin D on skeletal muscle strength, muscle mass, and muscle power: a systematic review and meta-analysis of randomized controlled trials. J Clin Endocrinol Metab, 99 : 4336-4345, 2014.
2) Calvo MS, Whiting SJ, et al : Vitamin D intake: a global perspective of current status. J Nutr, 135 : 310-316, 2005.

ビタミンDの補給によって，筋力増強効果は期待できますが，骨格筋量に対する効果は認められにくいと考えられます．特に，このような効果はビタミンDの欠乏例に対して認められる傾向にあり，適応例を適切に見極めながら指導を行う必要がありそうです．

Q48 骨格筋電気刺激はサルコペニア対策に有用ですか？

　近年，医療分野において骨格筋電気刺激の効果を示す報告は多く，若年者から高齢者，さらには様々な疾患を有する患者まで，幅広くその効果が示されています．骨格筋電気刺激療法【図1】は，電気刺激により骨格筋の収縮を促すもので，**神経筋電気刺激**（NMES：neuromuscular electrical stimulation）といわれています．特に，臨床的には筋力増強および代謝促進の目的で使用されることが多く，その目的に応じて周波数，強度，パルス幅を変更して用いられています．

　骨格筋電気刺激による骨格筋への効果を検討したシステマティックレビューによると，電気刺激によって筋力を増強し，歩行機能が向上するという効果が示されています[1]．周波数，強度，パルス幅は個々の研究によって様々ですが，**1回あたりの刺激時間は20〜30分間程度，1週間に3〜4回程度の頻度で，1〜4カ月間程度実施**したものが多くあります．このような電気刺激によって，**筋力ならびに骨格筋量が増加**することが示されており，それに伴い**バランス機能や歩行機能の改善**効果も得られています．また，このような効果は特に非活動的な高齢者において得られやすい特徴も認められています．このように，骨格筋電気刺激により骨格筋の機能向上効果が示されており，**サルコペニア対策としても有用となる可能性があります**．ただし，現時点では効果の検証は不十分であり，サルコペニアの治

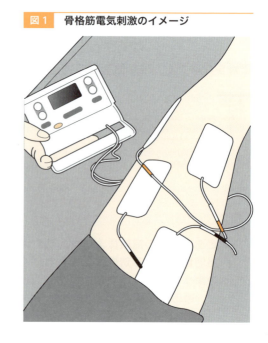

図1　骨格筋電気刺激のイメージ

IV　サルコペニアの対策（その他）

図2　安静臥位でも使用可能な骨格筋電気刺激

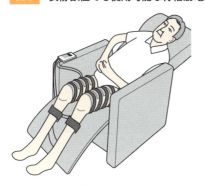
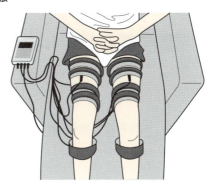

療や予防としての骨格筋電気刺激の有用性を示すには至っていません．

骨格筋電気刺激は安静臥床時にも使用することができるため（状況によりますが），様々なセッティングでの応用が期待されます．たとえば，**術後や受傷早期の廃用予防，独歩困難な要介護高齢者に対する筋力増強**，また**在宅での自主トレーニングの一つとして**など，様々な場面で高齢者の筋力低下を予防し，筋力増強を促進する可能性があります【図2】．また骨格筋電気刺激は実際の運動とは異なり，運動による疲労感を感じることが少なく，そのアドヒアランスが高くなる傾向にあります．高い実施率や継続性は効果の持続に重要な要素であり《➡ Q40, 41》，このような側面からもサルコペニア対策に有用となる可能性を秘めています．

参考文献
1) Langeard A, Bigot L, et al : Does neuromuscular electrical stimulation training of the lower limb have functional effects on the elderly?: A systematic review. Exp Gerontol, 91 : 88-98, 2017.

骨格筋電気刺激には筋力や骨格筋量を増加し，身体機能を向上させるような効果が示されています．そのため，何らかの効果を有すると考えられますが，サルコペニアの治療や予防目的で実施された例は少なく，現時点では十分なエビデンスを備えているとは言いにくいです．

温熱刺激はサルコペニア対策に有用ですか？

　従来，温熱刺激は**血流増加**，**疼痛緩和**や**柔軟性改善**を目的に実施されていますが，骨格筋量《➡ Q11》や質《➡ Q12》に温度が関係している可能性が示されています．まだ動物実験レベルの域を超えていませんが，もしかすると今後，温熱刺激が筋力増強を目的とした運動の前処置として実施される可能性があります．少なくとも，**温度が骨格筋に何らかの影響を及ぼす可能性**については理解しておく必要がありそうです．

　動物実験レベルでは，高温環境で一定時間暴露もしくは飼育することで，骨格筋にどのような変化が生じるのかを検証した報告があります．たとえば，マウスを23℃の環境で飼育する場合と，一定時間41℃の高温環境で飼育する場合とでは，後者のほうが骨格筋量が増加しやすいことが示されています[1]．また，ブタを22℃もしくは30℃の環境で飼育した場合，やはり後者で骨格筋内脂肪《➡ Q12》が減少しやすいことが示されています[2]．このような変化が生じる機序については十分な解明はなされていませんが，少なくとも低温よりは**高温環境**のほうが骨格筋には適していそうであるということが動物レベルで示されています．

　実臨床では，物理療法を用いることで人工的に筋温を高めることは可能ですが，体温の**サーカディアンリズム**に配慮することも大切です．気温に日内変動があるように，体温にも日内変動があり，概ね午前中は体温が低く，午後から体温が高くなる傾向にあります【図1】[3]．高齢者では，このような体温変動の幅が減少し，より体温が上昇しにくい状態となります【図2】[4]．このような背景を考慮すれば，レジスタンス運動のように骨格筋の強化を目的とした運動を実施する場合には午後に実施したほうがより効果的となる可能性があります．

Ⅳ｜サルコペニアの対策（その他）

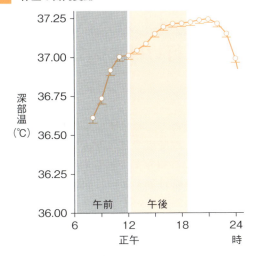

図1 体温の日内変動（文献3より引用）

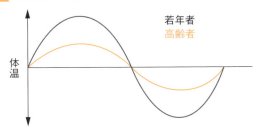

図2 若年者と高齢者の体温（文献4より引用）

参考文献

1) Ohno Y, Yamada S, et al : Effects of heat stress on muscle mass and the expression levels of heat shock proteins and lysosomal cathepsin L in soleus muscle of young and aged mice. Mol Cell Biochem, 369 : 45-53, 2012.
2) Cui Y, Hao Y, et al : Proteomic changes of the porcine skeletal muscle in response to chronic heat stress. J Sci Food Agric, 98 : 3315-3323, 2018.
3) Duffy JF, Dijk DJ, et al : Later endogenous circadian temperature nadir relative to an earlier wake time in older people. Am J Physiol, 275 : 1478-1487, 1998.
4) Hood S, Amir S : The aging clock: circadian rhythms and later life.J Clin Invest, 127 : 437-446, 2017.

A 現時点では，温熱刺激がサルコペニア対策に有用とは言いきれません．しかし，気温が骨格筋に及ぼす影響が動物実験レベルで示されていることや，体温のサーカディアンリズムの存在などは把握しておくことがよいと思われます．

Q50 サルコペニアかもしれないと思ったらどこに相談に行けばよいですか？

　サルコペニアは疾患であるため《→Q1》，医療機関で相談することが可能です【図1】．しかし，現時点ではわが国で保険収載となる病名ではないため，医療機関側として診療報酬が得られる疾患ではありません．また，サルコペニアは様々な診療科をまたいだ病態であることから，専門的な診療科が定まっていない病態ともいえます．そのため，膝痛や糖尿病のように，どの診療科に行けばよいかの明確な方向性を示すことは難しい疾患です．最近では，「**サルコペニア外来**（もしくは**フレイル外来**，**ロコモ外来**など）」を開設している医療機関があり，そのような機関では適切なアドバイスがもらえるでしょう．また，そのような外来を開設していなくても，

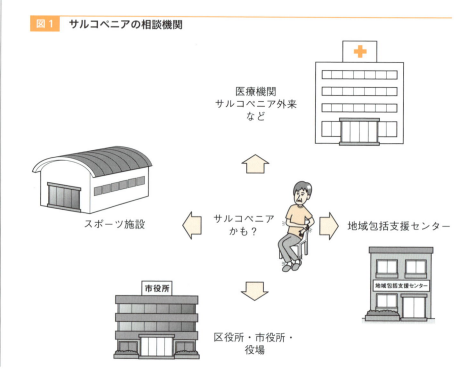

図1　サルコペニアの相談機関

内科，外科，リハビリテーション科を問わず，様々な診療科で診てもらうことは可能なので，まずは近くの医療機関に相談するのがよいかと思われます．

また，現時点でのサルコペニア対策の第一優先は，薬剤ではなく**運動や食事といった生活習慣の改善**になります《→ Q34》．そのため，必ずしも医療機関ではなくても，**地域包括支援センター**や**役所**の高齢者・介護予防などの担当部署へ相談することもお勧めします．介護予防の領域でもサルコペニアは大きな関心事項であるため，多くの担当者がサルコペニアに対する情報をもっています《→ Q42》．特に，このような公的機関では，運動教室や料理教室などその後の生活習慣の改善につながるようなプログラムを準備していることが多く，実際の対策にもつなげやすいと思われます．

さらに，公営，民営問わず**スポーツクラブ**や**体育館**などで相談することも一つです．このような施設には，運動指導を専門とする指導員が多数在籍しており，サルコペニアに対しても情報をもつ方が多くおられます．このような施設は高齢者も多く利用しており，日々様々な運動プログラムが実施されています．地域包括支援センターや役所と同様に，サルコペニアの直接的な対策につながりやすい指導を受けられるというメリットがあります．

現在，サルコペニアはわが国で保険収載がなされた疾患ではないため，医療機関ではいまだ積極的な治療が受けにくい状態にあります．サルコペニア外来をはじめ様々な診療科でサルコペニアを診てもらうことは可能ですが，地域包括支援センターや役所，さらには体育館やスポーツクラブなどに相談することもお勧めします．

索引

━━ 和　文 ━━

あ

アウトカムに対する運動の効
　果　81
悪性腫瘍　8
アクチン　22
アパシー　12
アポトーシス　20
アミノ酸　28
アミノ酸血中濃度　28

い

意識変容　86
位相角　55, 62, 64
　──の算出方法　62
位相差　62
イソロイシン　28
一次性サルコペニア　3
いわし　97
インターバル歩行　70
インピーダンス値　48

う

ウォーキング　70
　──に動員される筋　71
ウォーキングカレンダー　70
上乗せ効果　74
運動
　──と栄養　68
　──による下肢筋力増強効
　果　84
　──の継続　88
　──の効果　66, 80, 82
　──の再開　88
　──の時間　80

　──の総実施時間　88
　──の定着　86
運動介入の提供方法　80
運動器の機能低下　12
運動休止　88
運動後の筋タンパク合成量の
　推移　93
運動指導員　107
運動単位数減少　20
運動プログラム　84

え

栄養　20, 96, 98, 100
栄養不良　20
エコー輝度　51
炎症　21
　──の影響　21
円背　16

お

温熱刺激　104

か

介護予防事業　90
核磁気共鳴画像法　46, 54
下肢関節疾患　64
下腿周囲径　52
過大・過小評価　52
活動記録用カレンダー　87
活動量減少　20
通いの場　90
加齢　4, 16, 18
　──に伴う筋力低下　4
　──による筋萎縮　18
　──による筋線維の変化
　18

　──の影響を受けやすい筋
　16
加齢性筋萎縮　18
加齢変化と生活習慣　69
加齢変化の性差　15
肝疾患　8, 64
乾燥しいたけ　99

き

輝度　54
機能レベル別の対策法　75
キノコ類　98
牛サーロイン　97
牛肉（赤身）　96
牛乳　97
牛もも肉　97
狭義なフレイル　12
筋　22
　──の質　5
筋厚　50
筋厚測定　50
筋外膜　22
筋間脂肪　2
筋原線維　22
筋周膜　22
筋生検　22
筋線維　18
　──の横断面積の減少　18
　──のタイプ別の加齢変化
　17
　──の変換　20
筋線維数　18
　──の減少　18
筋タンパク　14
　──の合成　14
　──の同化抵抗性　15, 72
　──の分解　14

筋タンパク合成の違い　73
筋タンパク合成反応　92
筋タンパク同化抵抗性　14
筋肉率　10
筋肥大　18
筋力　3
　　——の加齢変化　15
筋力／骨格筋量　54
筋力低下　2

け

軽度認知機能障害　12
血中アミノ酸濃度　28, 92
血中 25 水酸化ビタミン D　98
　　——の濃度　100

こ

高温環境　104
効果判定指標　78
高周波成分　22
抗重力筋　16, 36
行動変容　86
高反復回数　82
高負荷　82
高負荷運動　82
効率　24
　　——の判定　54
高齢者に対するレジスタンス
　　運動　70
骨格筋　14, 24
　　——の加齢変化　14
　　——の質　24
骨格筋機能の低下　62
骨格筋指数　10, 47, 56
骨格筋電気刺激　102
骨格筋特性　26
骨格筋内脂肪　2
骨格筋保護　94
骨格筋量　3, 22

——の補正　10
骨格筋量減少　2
骨折　36
骨粗鬆症との併存　36
コンピュータ断層撮影　46,
　　54

さ

サーカディアンリズム　104
最大挙上重量　82
在宅での自主トレーニング
　　103
細胞外水分比　23, 64
細胞内外水分比　23
細胞の生理的機能レベル　27
魚　98
坂道や階段　70
さけ　99
サテライト細胞の減少　20
サプリメント　96
サルコペニア
　　——と筋力障害　38
　　——と骨粗鬆症の併存　36
　　——と死亡との関連　40
　　——と認知機能低下　30
　　——とフレイルの違い　13
　　——の可能性のある人　52
　　——の可変的因子　68
　　——の原因　20
　　——の相談機関　106
　　——の対策　74
　　——の治療　74
　　——の有病率　34
　　——の予防　68
サルコペニア外来　106
サルコペニア肥満　6
酸化ストレス　20
　　——の増加　30
さんま　99

し

仕事量　82, 89
四肢骨格筋量　47
自主グループ　90
姿勢不良　16
自宅での自主運動　80
疾患別のサルコペニア　64
実施しやすい運動　84
死亡リスク　40
使命感　86
しめじ　99
社会的フレイル　13
社会保障費の高騰　38
習慣化　86
収縮要素　22
収縮要素／非収縮要素　54
受傷早期　103
術後　103
消耗性疾患　9, 21
上腕周囲径　52
食材間でのバラツキ　96
食事からの摂取　98
食事摂取基準　72
食事摂食量　30
　　——の低下　30
食事の違い　69
食習慣　96
　　——の見直し　97
除脂肪量の加齢変化　34
しらす干し　97
心血管イベント　7
身体活動の記録　86
身体活動量　30
身体的フレイル　13
身長補正法　10
心不全　8, 64
腎不全　8
心理・精神的フレイル　13

109

す

スクリーニング　52
スクリーニング指標　78
ステロイド　8
　　──の副作用　8
ステロイドミオパチー　8
ストレスに対する脆弱性　12
スポーツクラブ　107

せ

生活習慣　68
生体電気インピーダンス法
　46, 48
成長ホルモン　30
　　──の減少　30
性ホルモン　30
　　──の減少　30
生命予後　40
脊柱後彎変形　16
積極的な運動介入　30

そ

壮年期からの予防　68
総反復回数　82

た

体育館　107
体温の日内変動　105
対策目的　52
第3の指標　24
体脂肪率　6
大豆製品　96
体操　90
体操教室　90
体組成計測　48
大腿部断面図　2
ダイナペニア　4
　　──と筋力障害　39

　　──とサルコペニアの関係
　4
　　──の位置づけ　5
　　──の操作的定義　26
タイプⅠ線維　16, 85
タイプⅡ線維　17, 85
多周波数測定　48
多周波生体電気インピーダン
　ス法　22
卵　97, 99
単位面積あたりの筋力　15
単位量あたりの筋力　15
たんぱく質含有量の多い食材
　96
たんぱく質摂取のタイミング
　92
たんぱく質の強化　29
たんぱく質補給の併用　71

ち

地域の体操教室　90
地域包括支援センター　107
超音波画像　46, 54
超音波画像診断法　50
治療薬の開発　76

て

低周波成分　23
低負荷運動　82
低負荷・高反復の運動　70
デバイス　86
電気刺激　102
転倒・骨折　36
　　──のリスクファクター
　36
天然食材　96

と

同化抵抗性　21, 72

統制の問題　96
等速性筋力測定装置　54
糖尿病　8, 25, 64
独歩困難な要介護高齢者
　103
閉じこもり　12
鶏ささみ肉　97
鶏もも肉　97

な

内科疾患との関連性　40
内臓脂肪型肥満　7
内臓脂肪面積　6
仲間の存在　91
納豆　97

に

二次性サルコペニア　3
二重エネルギーX線吸収法
　46
日常生活活動（ADL）　4
日本整形外科学会　12
日本老年医学会　12
乳製品　96
認知機能低下　30

ね

年齢階級別の有病割合　35

は

バイオプシー　22
廃用　18
　　──による筋萎縮　18
　　──による筋線維の変化
　19
廃用性筋萎縮　18
廃用予防　103
バランス運動　84
バリン　28

ハンドヘルドダイナモメー
　　ター　54
反復回数　82

ひ

非アルコール性脂肪性肝疾患
　25
皮下脂肪　2
非収縮要素　22
ビタミンD　30, 98
　　――の欠乏　100
　　――の摂取　98
　　――の摂取源　100
ビタミンD濃度の低下　30
ビタミンDレセプター　98
必須アミノ酸　28
非必須アミノ酸　28
肥満　6
肥満指標　7

ふ

フィードバック　86, 87
不活動　21
負荷量　82
腹囲　6
豚もも肉　97
豚ロース肉　97
ぶり　99
不良姿勢　16
フレイル　12
フレイル外来　106
プレサルコペニア　26
分岐鎖アミノ酸　29

ほ

保険診療　76
歩行　17
歩数計　70, 86
ホルモンの変化　20

ま

まぐろ　97
慢性炎症　7, 20
慢性閉塞性肺疾患　8, 64

み

見える化　70, 86
ミオシン　22
ミオスタチン　76
　　――と骨格筋量との関係
　　76
　　――の阻害薬　76
見た目の質　24, 54

も

目標設定　86
木綿豆腐　97

や

役所　107
薬物の副作用　8
やや早歩き　70

ゆ

有害健康転帰　40, 42
有酸素運動　68, 84
　　――の効果　85
有病率　34
指輪っかテスト　52

よ

要介護状態　38
腰痛症　64

り

リアクタンス値　48
リスクファクター　40

れ

レジスタンス運動　68, 82,
　84
　　――の効果　85, 88
レジスタンス値　48

ろ

ロイシン　28
老年症候群　30
老年性うつ症状　12
ロコモ外来　106
ロコモティブシンドローム
　12

数字

1RM　82
1日あたりのたんぱく質摂取
　量　72
1食あたりのたんぱく質摂取
　量　94
3食のたんぱく質摂取量バラ
　ンス　94
25(OH)D：25-hydroxyvita-
　min D　98
　　――の濃度　100

欧文

A

ADLの改善　4
ADLの低下　4
all-cause death　40
all-cause mortality　40
Asian Working Group for
　Sarcopenia（AWGS）　60
　　――のサルコペニア診断ア
　ルゴリズム　61

B

BCAA 29
Bioelectrical impedance
  analysis (BIA) 46, 48
BIA 装置 46, 48
Body mass index (BMI) 6
branched-chain amino acids
  29

C

Clark 4
Computed Tomography
  (CT) 46, 54

D

disability 38
dual energy X-ray absorpti-
  ometry (DXA) 46
Dynapenia 4

E

EWGSOP 56
——のサルコペニア診断ア
  ルゴリズム 57
EWGSOP2 58

——のサルコペニア診断ア
  ルゴリズム 59

H

Heber 6

J

Janssen の推定式 49

K

Kyle の推定式 49

L

Liu 40

M

Magnetic Resonance
  Imaging (MRI) 46, 54
Manini 4

N

neuromuscular electrical
  stimulation (NMES) 102

O

osteoporosis 36

osteosarcopenia 36

P

phase angle 55, 62

R

repetition maximum 82
Rosenberg 2

S

SARC-F 58
Sarcopenic obesity 6
skeletal muscle mass index
  (SMI) 10, 47, 56

T

The European Working
  Group on Sarcopenia in
  Older People (EWGSOP)
  56

Y

Yoshida の推定式 49

【著者紹介】
山田　実
（やまだ　みのる）
筑波大学人間系教授

2008年京都大学大学院医学研究科助手，2010年同大学院助教，2014年筑波大学人間系准教授，2019年より同大学教授（現職）．日本老年医学会代議員，日本体力医学会評議員，日本転倒予防学会理事，日本予防理学療法学会運営幹事など．専門は老年学．特にサルコペニア，フレイル，介護予防の研究に従事．

イチからわかる！
サルコペニアQ&A　　　　　　ISBN978-4-263-26603-8

2019年8月25日　第1版第1刷発行
2023年1月10日　第1版第2刷発行

　　　　　　　著　者　山　田　　　実
　　　　　　　発行者　白　石　泰　夫

　　　　　発行所　医歯薬出版株式会社
　　　　　〒113-8612　東京都文京区本駒込1-7-10
　　　　　TEL.（03）5395-7628（編集）・7616（販売）
　　　　　FAX.（03）5395-7609（編集）・8563（販売）
　　　　　　　　https://www.ishiyaku.co.jp/
　　　　　　　郵便振替番号 00190-5-13816

乱丁，落丁の際はお取り替えいたします　　印刷・あづま堂印刷／製本・皆川製本所
© Ishiyaku Publishers, Inc., 2019. Printed in Japan

本書の複製権・翻訳権・翻案権・上映権・譲渡権・貸与権・公衆送信権（送信可能化権を含む）・口述権は，医歯薬出版（株）が保有します．
本書を無断で複製する行為（コピー，スキャン，デジタルデータ化など）は，「私的使用のための複製」などの著作権法上の限られた例外を除き禁じられています．また私的使用に該当する場合であっても，請負業者等の第三者に依頼し上記の行為を行うことは違法となります．

JCOPY ＜出版者著作権管理機構　委託出版物＞
本書をコピーやスキャン等により複製される場合は，そのつど事前に出版者著作権管理機構（電話 03-5244-5088，FAX 03-5244-5089，e-mail：info@jcopy.or.jp）の許諾を得てください．